W0033667

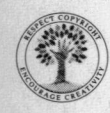

Deutsche Erstausgabe 1988
© 1988 by Droemersche Verlagsanstalt Th. Knaur Nachf., München
Das Werk einschließlich aller seiner Teile ist urheberrechtlich geschützt.
Jede Verwertung außerhalb der engen Grenzen des Urheberrechts-
gesetzes ist ohne Zustimmung des Verlages unzulässig und strafbar.
Das gilt insbesondere für Vervielfältigungen, Übersetzungen,
Mikroverfilmungen und die Einspeicherung und Verarbeitung
in elektronischen Systemen.
Titel der Originalausgabe »The Art of Breathing«
© 1986 by Nancy Zi
Veröffentlicht mit Genehmigung von Bantam Books, Inc., New York
Umschlaggestaltung Adolf Bachmann
Satz Appl, Wemding
Druck und Bindung Ebner Ulm
Printed in Germany   5   4   3   2
ISBN 3-426-07729-9

Nancy Zi:
Die Kunst, richtig zu atmen

Mit zahlreichen Abbildungen

Aus dem Amerikanischen von Barbara Müller

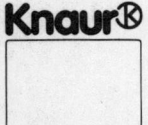

INHALT

Danksagung

Herrn Wang Chi-Chien möchte ich von ganzem Herzen danken für die wunderbaren chinesischen Schriftzeichen, die den Beginn jedes Kapitels schmücken.

Herr Ernie Peirera, Herausgeber der *Hong Kong Standard* Tageszeitung, war es, der mich als erster ermutigte und dazu anregte, dieses Buch zu schreiben. Mein Dank gebührt ebenso Herrn Professor John Hsu von der Cornell-Universität und seiner Frau, deren hilfreiche Ratschläge und sorgfältige Durchsicht des ersten Manuskripts dem Buch entscheidende Impulse gegeben haben.

Die unschätzbare künstlerische Beratung von Frau Sue Yung Li Ikeda haben mich durch das ganze Vorhaben hindurch begleitet.

Meinem Sohn Vincent Li und meiner Tochter Violette Li danke ich ganz herzlich für ihre Hilfe bei der Vorbereitung des Buches.

Charles Hammond und Margaret M. Meier haben mir glücklicherweise bei der Vorbereitung des Manuskripts zur Seite gestanden. Erich Maché danke ich ganz besonders für die Illustrationen.

Und schließlich kann ich Alan Freeland und Kenneth Burke nicht genug danken. Ohne sie würde es dieses Buch nicht geben.

Vorwort: Entdeckungen einer Sängerin

Atem ist Leben. Wenn man lernt, den Atem zu kontrollieren, bekommen alle Handlungen, egal wie einfach oder umfassend sie auch sein mögen, zusätzlich ein neues Maß an Beherrschung und Weite. In der Tat hängt die Effektivität all unserer Aktivitäten, ob wir nun singen, spazierengehen, arbeiten, tanzen, Körperübungen machen oder öffentliche Vorträge halten, ganz entscheidend davon ab, wie wir die Atemluft einsetzen.

Meine Stimme ist meine Karriere. Seit mehr als zwanzig Jahren widme ich einen Großteil meiner Zeit dem Gesang und der Gesangsausbildung. Ich habe viele Auftritte und ein ausgefülltes Unterrichtsprogramm. Von daher muß ich darauf achten, daß meine Singstimme immer gut in Form ist und daß das viele Sprechen meine Stimmbänder nicht überanstrengt. Das wichtigste Hilfsmittel, das mir zur Verfügung steht, um meiner Stimme den erwünschten Klang zu erhalten, ist die wirkungsvoll kontrollierte Atmung.

Während meiner Studienzeit an der Millikin-Universität in Illinois sang ich bei Studentenaufführungen mit und trat in vielen Opernproduktionen auf. Immer wenn ich auf die Bühne trat, um zu singen, wurde mein Atem automatisch ganz tief. In meinem dritten Studienjahr wurde ich dann als Kandidatin für die »Homecoming Queen«, eine Feier zu Beginn des neuen Semesters, aufgestellt. Nie werde ich vergessen, wie wir, die wir in die engere Wahl kamen, in einer Reihe standen und uns dann einzeln in der Mitte der Bühne vor der Jury drehten. Plötzlich fühlte ich mich wie ein Klumpen Ton! Was war mit meiner üblichen Gelassenheit und meinem sicheren Auftreten geschehen? Jahre später wurde mir die Antwort auf diese Frage klar: Meine Atemtechnik hatte mich im Stich gelassen, und damit verlor ich auch meine Ausstrahlung und die Fähigkeit, meine Persönlichkeit zum Ausdruck zu bringen.

In den folgenden Jahren lernte ich, die Erfahrung, die ich damals gemacht hatte, anzuwenden: Die meisten Situationen ließen sich durch tiefes Atmen meistern.

Kontrolliertes, tiefes Atmen hilft dem Körper, die Atemluft in Energie umzusetzen. Der Strom energetisierter Luft, der durch die richtig ausgeführte, kontrollierte, tiefe Atmung entsteht, schafft einen inneren Energiefluß, der den ganzen Körper durchstrahlt und nach Bedarf in die Bereiche geleitet werden kann, wo er am notwendigsten ist. Man kann ihn gezielt zur Unterstützung bestimmter körperlicher Anstrengungen, wie z. B. Tennis oder Jogging, einsetzen. Oder man verwendet den Energiefluß, um die Muskelverspannungen des Körpers zu lösen, einen müden Geist neu zu beleben oder lokale Schmerzen zu lindern.

Jahrelange Erfahrung in der Ausbildung und Pflege der menschlichen Stimme hat mich überzeugt, daß die Kunst des Atmens sehr wohltuend für den ganzen Menschen ist, egal welchen Beruf er ausübt oder welchen Aktivitäten er nachgeht. Mit diesem Buch möchte ich einige meiner Entdeckungen, die ich als Sängerin und Gesangspädagogin gemacht habe, mit Ihnen teilen. Diese Erfahrungen ließen mir die vielfältigen Anwendungsmöglichkeiten geschulter, wirkungsvoll eingesetzter Atmung bewußt werden.

Als sich mein Verständnis für den Nutzen der Atembeherrschung vertiefte, fing ich an, die Grundsätze von *Chi Yi* – wie ich es nannte – zu formulieren. *Chi* bedeutet Atem, Luft, Atmosphäre. *Yi* heißt Kunst. *Chi Yi* ist demnach die Kunst des Atmens.

Chi Yi (man spricht es *Tschi Ji*), die Atemmethode, die ich entwickelt habe, ist teilweise von den grundlegenden Prinzipien der alten chinesischen Kunst der Atembeherrschung *Chi Kung (Tschi Gung)* beeinflußt. Jahrhundertelang haben die Chinesen *Chi*

Kung praktiziert und auf seiner Basis viele Formen der Kriegs-kunst, der Meditation und der Heilkunst entwickelt. Da ich eine westliche Gesangsausbildung genossen, aber ebenso auch die alte Kunst des *Chi Kung* erforscht und praktiziert habe, verglich ich östliche und westliche Techniken, faßte sie zusammen und zog das Wesentliche aus ihnen. Das Ergebnis floß in *Chi Yi* zusammen, einer ganz unmittelbaren und prägnanten Methode, die Kunst des Atmens weiterzuvermitteln. Der innere Energie-strom, der mit Hilfe meiner tiefen Atemtechniken geschaffen wird, entspricht der »inneren Kraft«, auf der *Chi Kung* beruht.

Die Ausübung von *Chi Kung* berührt nicht nur den Atemvor-gang. Sie schließt auch das alte chinesische Verständnis mit ein, daß die Beherrschung des Atems ein Mittel ist, vollständige Kon-trolle über Körper und Geist zu erhalten. Wir erlangen körperli-che und geistige Ausgeglichenheit und ein Gleichgewicht von *Yin* und *Yang* – einer symbolischen Charakterisierung der univer-salen Gegensatzpaare, wie männlich und weiblich, hell und dun-kel, erschaffend und empfangend. Im *Chi Yi* offenbart sich diese Energie durch gleichzeitigen inneren und äußeren Druck auf bestimmte Muskelpartien, wodurch einander entgegengesetzte Kräfte entstehen. Befinden sich diese im richtigen Gleichgewicht, kann die Energie fließen.

In der alten Lehre des *Chi Kung* sah man außerdem einen Zusammenhang zwischen der inneren Energie, die durch die Beherrschung des Atems entsteht, und der Beschaffenheit und Kraft des Blutes. Diejenigen, die die Lehre ausübten und weiter-gaben, fanden Mittel und Wege, den scheinbar willkürlichen Atemvorgang willentlich zu beeinflussen und zu beherrschen. Dabei entdeckten sie, daß durch die Einflußnahme auf den Atemprozeß auch andere Körperfunktionen, wie Herzschlag, Blutkreislauf und eine ganze Reihe weiterer physischer und emo-tionaler Gesetzmäßigkeiten, bewußt beeinflußt werden können. Der Geist kann, so sagten sie, den durch richtiges Atmen ent-

11

standenen Energiefluß beherrschen und sich seiner bedienen. Unser körperlicher Gesundheitszustand, Blutdruck, Abwehrsystem und geistige Verfassung hängen deswegen nicht zuletzt von der Übereinstimmung zwischen Geist und Atmung ab. Jemand, der in der Praxis des *Chi Kung* sehr fortgeschritten ist, kann die innere Energie willentlich in jeden beliebigen Teil seines Körpers leiten. Mit anderen Worten, er kann diese Energie an jeden Bestimmungsort im Körper, an dem sie nötig ist, »hindenken«.

Im Laufe der Zeit wurde die philosophische Seite des *Chi Kung* in vielen Büchern behandelt, aber die Praxis wurde weiter als streng gehütetes Geheimnis gewahrt. Da es keinerlei schriftliche Aufzeichnungen gab, waren die Auslegungen und Praktiken über Generationen von Lehrern und Schülern hinweg großen Wandlungen unterworfen. Folglich bildeten sich auf der Grundlage des *Chi Kung*, welches die Beherrschung von Körper, Geist und Seele lehrt, die verschiedensten Schulen mit ganz unterschiedlichen Zielen. *Tai Chi* und andere Kampfsportarten und Meditationswege sind alle mit *Chi Kung* verwandt.

Die Jahrhunderte vergingen, und mit der Entwicklung von Maschinen und Feuerwaffen verloren die Kampfsportarten an Bedeutung. Äußere Kräfte und Machtmittel überschatteten vollkommen die inneren Energien, die die Menschen früher mittels ihrer Selbstdisziplin in sich zu entwickeln gelernt hatten. Die besondere Gabe, den Körper durch kontrolliertes Atmen aufzuladen, wurde vernachlässigt und beinahe vergessen. Es schien so, als hätten die Entwicklungen der modernen westlichen Zivilisation viele der subtilen Praktiken des Ostens in den Schatten gestellt. Heutzutage jedoch hat eine neue Ära im Bewußtsein der physischen Zusammenhänge ein Überdenken der östlichen Kultur angeregt, wobei dem inneren Selbst seine zentrale Bedeutung wieder zugesprochen wird.

Wirkungsvolles Atmen ist natürlich weder an den Osten noch an den Westen gebunden. Zwar haben die verschiedenen Kulturen die Bedeutung und Entwicklung des Atmens unterschiedlich betont und ihren Techniken verschiedene Namen gegeben, doch das letztendliche Ziel bleibt immer das gleiche, nämlich aus der eingeatmeten Luft den größtmöglichen Nutzen zu ziehen.

Mir geht es nicht darum, mit der *Kunst des Atmens* das *Chi Kung* wiederzubeleben oder es zu propagieren, sondern vielmehr möchte ich die Aufmerksamkeit auf eine Kraft lenken und ihre Wirklichkeit anschaulich darstellen, die in jedem von uns vorhanden ist, wenn wir nur bereit sind, sie anzunehmen. Durch die Entwicklung dieser Kraft mit Hilfe der Übungen des *Chi Yi* können wir hervorragende Leistungen erbringen und erfolgreiche und dynamische Menschen werden. Die Übungen, Anwendungen der *Chi Yi*-Prinzipien und die autosuggestiven geistigen Bilder, wie sie in diesem Buch beschrieben sind, befähigen einen, ein festes, tiefes, wirkungsvolles Atemsystem zu entwickeln, auf das man sich bei allen Aktivitäten, denen man nachgeht, verlassen kann.

Teil I

Das Versprechen von Chi Yi

Chi Yi: Eine Kunst für das heutige Leben

Das Neugeborene schnappt nach seinem ersten Atemzug, und mit einem letzten Atemzug endet das Leben. Aber die Atmung ist viel mehr als nur ein Instinkt, der einen von der Geburt zum Tod trägt. Richtige Atmung hilft, unsere Fähigkeiten zum äußersten zu entwickeln, und gibt mehr Kraft und Ausgeglichenheit, wobei die geistig-körperliche Zusammenarbeit geschärft wird. Dies ist das Versprechen von *Chi Yi*.

Die Anforderungen, die das Leben in unserer heutigen Gesellschaftsform an uns stellt, die Arbeitsbedingungen und die Umwelteinflüsse sind sehr vielschichtig und teilweise sehr belastend. Die körperliche und geistige Energie, die wir benötigen, ist ständigen Veränderungen ausgesetzt, um all die verschiedenen Spannungen auszugleichen, die wir erfahren. Zahllose Entspannungstechniken, wie transzendentale Meditation, Selbsthypnose, Körperübungen, Biofeedback und vieles mehr, werden heutzutage angeboten. Doch egal welches System man praktiziert, der Atem spielt bei allen auf die eine oder andere Weise eine Rolle.

Die moderne Wissenschaft hat Hervorragendes geleistet, um den Lebensstandard des Menschen zu erhöhen, und verspricht durch immer neue Erfindungen und medizinische Entdeckungen, das körperliche und geistige Wohlbefinden auf ein immer höheres Niveau zu heben. Hochentwickelte Schulsysteme schärfen den Intellekt, und Vitamine und Nahrungszusätze sichern die nötige Versorgung des Körpers. Man bemüht sich intensiv darum, zahllose Übungen zu entwickeln, die den Körper schöner und durchtrainierter machen sollen. All diese verschiedenen Wege, ein höheres Energieniveau zu schaffen und zu erhalten, sehen ihr Ziel darin, einen besseren und attraktiveren Menschen zu erreichen.

Ironischerweise haben wir bei unserer Suche nach Energiequellen, die uns helfen sollen, den modernen Lebensstil aufrechtzuerhalten, das größte Energiepotential übersehen, das jedem von uns zugänglich ist: Der Strom an Lebenskraft kann mit Hilfe der Atemluft in unserem eigenen Körper erzeugt werden. Die Chinesen nennen diese Energie *Chi*.

Chi Yi ist eine tiefe Atemtechnik, durch die man den Strom innerer Energie anregen und sich nutzbar machen kann. Wenn man darauf achtet, die Atemluft beim Einatmen, Aufladen und Ausatmen möglichst vollständig zu nutzen, verbessert das den Gesundheitszustand des Körpers und gibt allen physischen Bewegungen und Ausdrucksformen mehr Vitalität.

Wir kennen alle den Zusammenhang zwischen der Atmung und unseren körperlichen und geistigen Zuständen aus eigener Erfahrung. Wir sprechen von einem Seufzer der Erleichterung, etwas läßt uns vor Schreck nach Luft schnappen, wir halten vor Erwartung die Luft an und sind atemlos vor Erstaunen. Lachen, Seufzen, Gähnen, Schreien, Keuchen, Kreischen – all dies sind natürliche Reaktionen, die uns helfen, augenblickliche emotionelle Bedürfnisse zu erfüllen. Sie geben dem Körper zusätzlichen Sauerstoff, damit er für einen eventuellen Bedarf gerüstet ist.

Diese Ausbrüche regen eine tiefe Atmung an, eine Atmung in die Körpermitte hinein, und bewirken damit, daß der emotionale Dampf abgelassen werden kann. Im nächsten Abschnitt beschäftigen wir uns mit der Körpermitte – was das ist, wo sie liegt und welche Rolle sie für eine effektive Atmung spielt.

Das Sonnengeflecht

In dem Maße, wie man lernt, die Grundsätze von *Chi Yi* umzusetzen, entwickelt man mehr Bewußtsein für die Körpermitte und kann den Atem in diesen Teil des Körpers lenken. Streß, Angst, Ärger und andere Spannungen folgen dem Atemstrom in dieses Zentrum, wo all die negativen Emotionen – wie Schmerz, Furcht, Angst, Ärger, Traurigkeit, selbst Depressionen – aufgelöst werden, so daß man bereit ist, Herausforderungen zu begegnen.

Wenn man begreift, daß das Sonnengeflecht in jedem Menschen vorhanden ist, öffnet einem das die Augen für eine völlig neue Lebensdimension. Das Sonnengeflecht existiert schon immer. Aber erst wenn es angeregt wird, entwickelt es zunehmend mehr Wirksamkeit. Die Steigerung ist jedoch nicht quantitativer, sondern qualitativer Art.

Mißt man den Körper vom Kopf bis zu den Zehen, dann liegt das Energiezentrum genau in der Mitte des Körpers. Es befindet sich etwa fünf bis zwölf Zentimeter unterhalb des Nabels (vgl. Abb. 1). Der ganze Körper ist auf dieses Gleichgewichtszentrum abgestimmt. Das Sonnengeflecht ist in der Tat nicht nur das Zentrum des physischen, sondern ebenso auch des geistigen und des emotionellen Gleichgewichts.

Aufmerksamkeit und Anregung lassen das Sonnengeflecht aufblühen. Je intensiver man in die Körpermitte atmet, desto mehr Energie kann sich hier sammeln und auch wieder frei werden. Damit entsteht ein starker Zentrierungspunkt für physische, mentale und gefühlsmäßige Ausgeglichenheit und Beherrschtheit.

In emotionellen Krisenzeiten oder in kritischen Momenten tiefer Erschöpfung oder physischer Schmerzen bekommt man häufig den Rat, tief Luft zu holen und sich zu entspannen. Das ist ein sehr weiser Ratschlag, wenn man nur wüßte, wie man wirkungsvoll »tief Luft holt«. Es ist nicht unbedingt hilfreich, nur den Brustkorb auszudehnen und die Lungen mit zusätzlicher Luft zu füllen. Entscheidend dabei ist, daß man die Luft tief in die Körpermitte hineinführt.

Man kann diesen Prozeß der Atmung in das Sonnengeflecht unmöglich mit wissenschaftlichen Begriffen erklären. Genauso wie die Energie ist auch das *Hara* etwas Abstraktes. Durch die Übungen und geistigen Vorstellungen können wir es fühlen, entwickeln, verfeinern, lenken und die Kraft seiner Gegenwart empfinden, aber wir können es nicht mit den Augen sehen.

Einführung in die geistigen Bilder

Die folgenden Übungen sind die ersten einer Reihe »autosuggestiver Bilder«. Mit Hilfe der geistigen Vorstellungen kann man lernen, bestimmte Empfindungen und Gefühle im Körper zu erfahren. Diese geistigen Bilder sind metaphorische Umschreibungen bestimmter Bewegungen, die man anders nicht beschreiben könnte. Durch die bildlichen Vorstellungen einer Bewegung werden Muskelvorgänge indirekt übertragen. Solche Bilder sind hilfreich, um unsichtbare, innere Bewegungen und feine Änderungen im Körper zu erhellen. Diese kurze Einführung in das Bewußtsein der inneren Energie deutet die Energiequelle, der man durch die folgenden Übungen und Anwendungsmöglichkeiten näher kommt, nur an.

Für Menschen, die es nicht gewöhnt sind, ihren Atmungsapparat zu beherrschen, können diese geistigen Vorstellungen vielleicht etwas schwierig sein. Viele Sportler, Sänger und Musiker, die z. B. Blasinstrumente spielen, atmen sehr gewissenhaft, und ihnen wird der Umgang mit der Autosuggestion leichtfallen. Andere werden warten müssen, bis sie mehrere Übungen aus Teil II gemacht haben, bevor sie in der Lage sein werden, die Autosuggestion richtig und ohne große Anstrengung auszuführen.

Üben Sie die Bilder, sofort wenn diese vorgestellt werden, damit Sie mit den inneren Empfindungen, die jedes einzelne anregt, vertraut werden. Wiederholen Sie sie, wenn es nötig ist, um das Bewußtsein für die Empfindungen wiederherzustellen.

Die erste der autosuggestiven Vorstellungen, der Augentropfer, führt einen in die tiefe Bauchatmung ein, was ein wichtiger Schritt ist, um zu lernen, bewußt in die Körpermitte zu atmen.

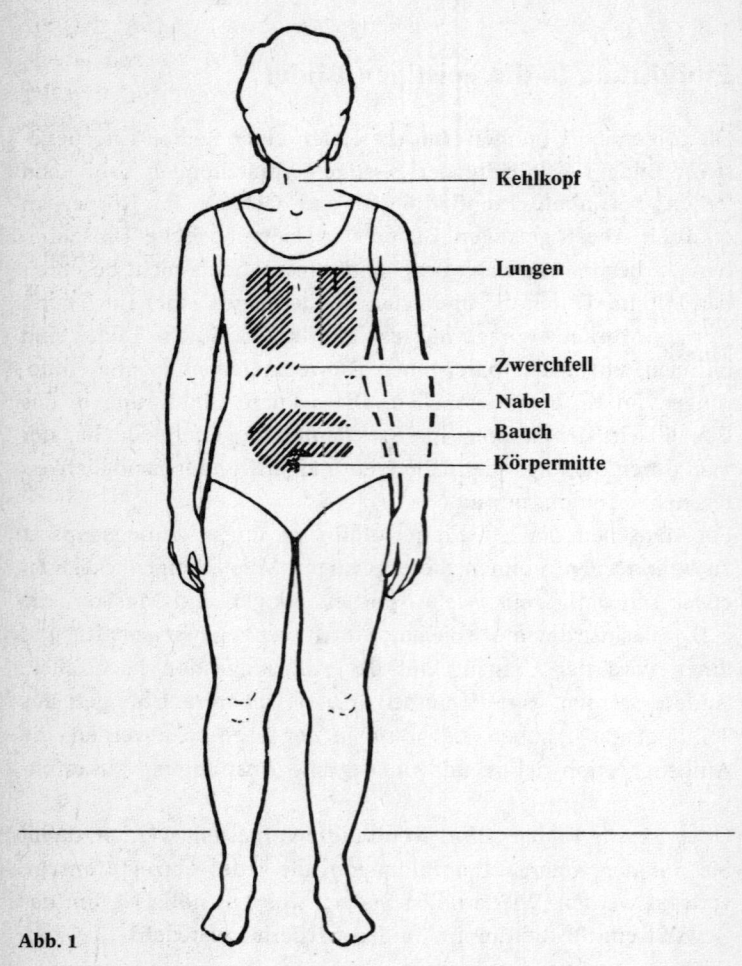

Abb. 1

AUTOSUGGESTION

Augentropfer

Stehen Sie entspannt aufrecht, und achten Sie darauf, daß Sie den Kopf weder überstrecken noch nach vorne hängen lassen. Stellen Sie sich vor, Sie wären ein umgekehrter Augentropfer (vgl. Abb. 2). Drücken Sie den Ballon, wird die Luft herausgepreßt. Entlasten Sie den Ballon, lassen Sie ihn sich ausdehnen, wird die Luft in den Körper eingesogen.

Stellen Sie sich vor, daß die offene Glasmündung des Röhrchens dort endet, wo der innere Nasengang und der Rachen zusammentreffen. Lassen Sie die Luft durch diese zentrale Öffnung ein- und ausströmen, nicht nur einfach durch Nase oder Mund.

Üben Sie die Anwendung dieser Vorstellung, während Sie atmen. Sie werden feststellen, daß das Atmen mit dieser geistigen Vorstellung auf ganz natürliche Weise die Bauchatmung fördert.

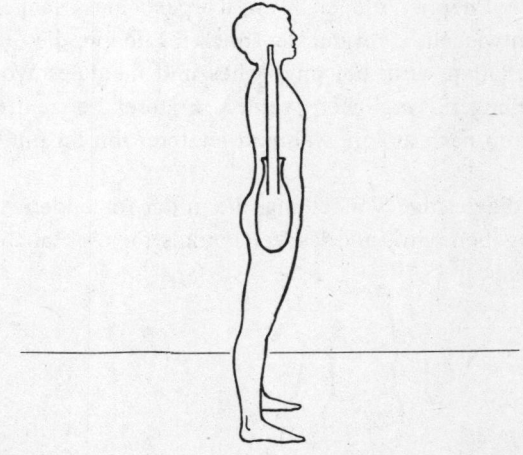

Abb. 2

Bauchatmung bedeutet nicht, daß die Luft in den Bauchraum gelangt, sondern es heißt vielmehr, daß die Bauchmuskeln, die Seiten und der Rücken des unteren Rumpfes sich nach außen dehnen und das Zwerchfell nach unten gehen kann, was dann den Anschein hat, als wäre der Bauch gebläht.

Das Zwerchfell ist der Hauptmuskel, den man bei der Atmung braucht (vgl. Abb. 1); wenn er sich senkt, wird die Luft in die Lunge gesogen. Bei der Einatmung gelangt die Luft durch Nase oder Mund in die Lunge. Die Luftröhre teilt sich in die zwei Bronchialröhren, die in die beiden Lungenflügel führen. Der mit der Luft eingeatmete Sauerstoff wird über die Lunge in das Blut überführt und in das Körpergewebe transportiert. Das Kohlendioxid, das in diesem Prozeß entsteht, wird über das Blut zurück in die Lunge gebracht und ausgeatmet.

Das bloße Einatmen sauerstoffhaltiger Luft kann weder das außerordentliche Volumen, die enorme Reichweite der Tonhöhe oder die verschiedenen Farbklänge hervorbringen, die von einem Sänger erwartet werden, noch die Kraft und die Koordination, die das *grand jeté* einer klassischen Tänzerin verlangt. Die gebündelte Energie, die sich im Körper eines Sängers oder Tänzers entwickelt, kann mit der inneren Energie, die durch *Chi Kung* geschaffen wird, um physisches und mentales Wohlbefinden zu erlangen, verglichen werden. Ersterer konzentriert den Energiestrom nach außen, während letzterer ihn im Innern kreisen läßt.

Üben Sie die geistige Vorstellung, die in der folgenden Autosuggestion gegeben wird, um das Verständnis für die Bauchatmung zu vertiefen.

AUTOSUGGESTION

Akkordeon

Schaffen Sie sich ein geistiges Bild von dem Zwerchfell als einer Decke, die auf den Wänden des Bauchraumes ruht (vgl. Abb. 3). Stellen Sie sich vor, daß diese Wände und die Decke aus Gummi sind, der gedehnt und geweitet werden kann. Von der anderen Seite betrachtet, ist das Zwerchfell ein Boden, auf dem die Lunge ruht. Stellen Sie sich die Lunge als ein senkrecht gehaltenes Akkordeon vor. Wenn sich das Zwerchfell nach unten bewegt, dehnt sich das Akkordeon aus und schafft ein Vakuum, das die Luft einzieht.

Der ganze Atemvorgang kann auf diese Art zusammengefaßt werden: Dehnen Sie Ihren Bauch aus, indem Sie die Wände des unteren Raumes nach außen wölben, wodurch sich die Decke senkt, der obere Boden nach unten geht und im oberen Raum mehr Platz entsteht, in den die Luft einströmen kann.

Diese Vorstellung hilft einem wahrzunehmen, wie der Bauch, die Lunge und die Ein- und Ausatmung zusammenwirken. Bei dieser Autosuggestion wird die Luft leicht in die Lunge eingesogen, und man hat die Illusion, daß sie bis in den Bauchraum gelangt. Obwohl diese Autosuggestion so einfach scheint, erfordert sie die Koordination eines Zauberkunststücks. Ein zentraler Kontrollpunkt ist notwendig, und das ist das Sonnengeflecht. Wenn einem erst einmal die Tatsache vertraut geworden ist, daß es diesen Punkt gibt, und wenn man weiß, wo er sich befindet, dann kann man ihn regelmäßig und häufig durch richtiges und tiefes Atmen anregen. Ein aufgeladenes Sonnengeflecht verbessert jede geistige und körperliche Aktivität. Diese Steigerung ist nicht nur das Ergebnis ausreichender Energieversorgung, sondern hängt ebenso von der Fähigkeit ab, unerwünschte Muskelverspannungen zu lösen. Das Sonnengeflecht wirkt wie ein Rad, dessen

Speichen sich zu den Gliedmaßen erstrecken. Der ganze Körper kann mit seiner pulsierenden Energie erfüllt werden. Streß und Spannungen können entlang der Speichen in die Körpermitte übertragen und dort in sinnvolle Energie umgewandelt werden.

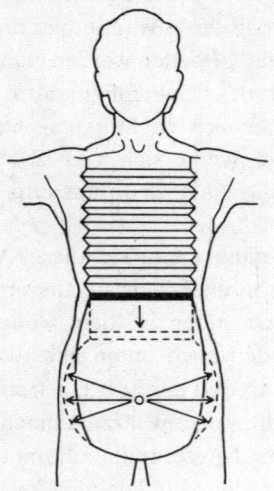

Abb. 3

Üben Sie jetzt die folgenden Autosuggestionen, die Ihnen helfen werden, mit der Energie der Körpermitte in Berührung zu kommen.

AUTOSUGGESTION

Trichter-Ballon

Stellen Sie sich vor, daß dort, wo der innere Nasengang und der Rachen zusammentreffen, die Öffnung eines Trichters ist. Wenn

Sie beginnen einzuatmen, stellen Sie sich vor, die Atemluft wäre Wasser, welches in den Trichter gegossen wird, der hinunterführt bis an das Ende einer langen Röhre.

Am Ende der Röhre ist ein imaginärer Ballon befestigt. Atmen Sie leicht und gleichmäßig ein mit der Vorstellung, daß Wasser hinunterfließt und den Ballon langsam anfüllt. Achten Sie darauf, daß der Ballon nicht zu voll wird und platzt. Wenn er angenehm gefüllt ist, hören Sie auf. Halten Sie die eingeatmete Luft für ein oder zwei Sekunden an, und genießen und verweilen Sie bei dieser wohltuenden Fülle. Bereiten Sie sich dann auf die Ausatmung vor.

Wenn Sie ausatmen, spüren Sie, wie sich der Ballon langsam leert. Achten Sie darauf, daß er bis zum Schluß an seinem Platz bleibt. Nachdem Sie diesen Vorgang des Ein- und Ausatmens ein paarmal wiederholt haben, werden Sie im unteren Bauch ein Gefühl von Wärme verspüren. Vielleicht empfinden Sie auch in anderen Körperteilen, wie z. B. in dem Bereich zwischen den Wangen und dem oberen Zahnfleisch, am Beginn des Nackens, im Brustkorb oder sogar an der Kniescheibe oder in den Fingerspitzen ein Pochen und Prickeln.

AUTOSUGGESTION

Hüpfender Stein

Um das Empfinden für die aktivierte, innere Energie im Bauchraum anzuregen, stellen Sie sich ein Kieselsteinchen von gut einem Zentimeter Durchmesser in der Mitte Ihres unteren Bauches vor. Es dreht sich und tanzt aus eigener Kraft, zunächst ganz langsam und gleichmäßig, ungefähr eine Umdrehung pro Sekunde.

Wenn Ihnen diese Empfindung vertraut geworden ist, können Sie geistig mehr Steinchen zu dem ursprünglichen hinzufügen, die alle aus eigener Kraft hüpfen und sich drehen.

Schließlich werden Sie durch das Üben dieser und der folgenden imaginären Bilder in der Lage sein, geistig das Empfinden für die aktivierte innere Energie anzuregen. Diese geistige Anregung ist ganz wesentlich, um den größtmöglichen Nutzen aus der Praxis des *Chi Yi* zu ziehen.

Vorteile und Nutzen durch Chi Yi

Die Atmung ist ein natürlicher Reflex. Warum sollte man also viel Aufhebens darum machen? Manche sagen, daß es ausreicht, einfach nur normal zu atmen. Wenn man diesen Gedankengang weiter verfolgt, könnte man sich auch fragen, was für einen Sinn es hat, auf der Spitze zu tanzen, wenn man doch auf beiden Füßen stehen kann? Warum sollte man *irgendwelche* besonderen Techniken und Fähigkeiten entwickeln, wenn wir dazu bestimmt sind, die Dinge ganz einfach und natürlich zu tun? Die Menschen haben Tausende außergewöhnlicher Fähigkeiten und Talente entwickelt. Wir bilden unsere Fähigkeiten weiter, um erfolgreicher und nützlicher wirken zu können.

Chi Yi kann von hohem Nutzen sein und bewirkt u. a. folgendes:

☐ die Fähigkeit, innere Energie zu erzeugen;

☐ die Fähigkeit, diese Energie gezielt zu lenken;

☐ die Fähigkeit, einsichtig mit geistigen und körperlichen Bedürfnissen umzugehen.

Der Energievorrat im Sonnengeflecht ist ohne Grenzen. Die Kraft, die daraus entsteht, daß man den Solarplexus durch *Chi*

Yi weitet, wird alle Bereiche des täglichen Lebens beeinflussen: geistige und körperliche Gesundheit, Energieniveau, Persönlichkeit, Stimme, Koordination, Haltung und viele weitere Tätigkeiten und Eigenschaften, die damit zusammenhängen. Mißtrauen und Schüchternheit werden mit der Zeit verschwinden, da die Praxis von *Chi Yi* dazu führt, daß sich die Persönlichkeit voll entfalten kann. Geistige und physische Handlungen werden auf einem gemeinsamen Schwerpunkt beruhen, und die daraus entstehende Harmonie führt zu Gelassenheit, Anmut und innerer Ruhe.

In dem letzten Kapitel dieses Buches erfährt man etwas über die praktischen Anwendungsmöglichkeiten von *Chi Yi* in bezug auf Entspannung, Belebung der Lebenskräfte, Verbesserung der Gesundheit, Verminderung oder Beseitigung von Streß, Spannungen oder Schmerzen im Körper, Bekämpfung von Schlaflosigkeit, Steigerung sportlicher Leistungen u. v. a. m. Die folgenden Ausführungen möchten einen Vorgeschmack auf die zu erwartenden Wirkungen geben.

Selbstvertrauen und sicheres Auftreten

In einer Gesellschaft wie der unseren, die von hartem Wettbewerb und der Jagd nach dem Außergewöhnlichen bestimmt ist, bedarf es schon des *gewissen Etwas*, um Erfolg zu haben. Besonders in den Bereichen des künstlerischen oder körperlichen Ausdrucks verhilft einem ein voll ausgebildeter Solarplexus zu diesem besonderen, unerklärlichen *gewissen Etwas*.

Sie werden lernen, jeden Klang, jede Bewegung und jedes Gefühl im Bewußtsein ihrer Körpermitte auszudrücken: Atmen, Sprechen, Lächeln, Gehen, Laufen, Winken usw. Von den einfachsten bis hin zu den schwierigsten Unternehmungen wird man den Nutzen aus der inneren Kraftquelle verspüren. Eine einfache Bewegung wie das Heben einer Teetasse z.B. wird, wenn man sie bewußt und im Einklang mit der Körpermitte ausführt, spürbar ausgeglichener, anmutiger und ungezwungener. Genauso wird ein tiefer Atemzug, der aus dem innersten Zentrum in Ihr Gesicht fließt, Ihrem Aussehen ein leuchtendes, fesselndes Strahlen verleihen.

Bei jedem Bühnenauftritt muß ein erfolgreicher Interpret, egal ob er alleine oder mit anderen zusammen wirkt, zusätzlich zu seinem Talent und dem erforderlichen Können über eine fesselnde Ausstrahlung verfügen, die das Publikum in seinen Bann zieht. Diese oft auch als *Bühnenausstrahlung* bezeichnete Kraft ist für Schauspieler und Personen aus dem öffentlichen Leben sehr hilfreich – und ebenso auch für Sie, wenn Sie Aufmerksamkeit erregen und Eindruck machen wollen. Ein wirksamer Solarplexus kann diese Kraft unterstützen.

Steigerung von Lebenskraft, Freude und Koordination

Wenn Sie irgendeine Sportart aktiv betreiben – sei es Tennis, Schwimmen, Eiskunstlauf, Jogging oder Aerobic –, kann eine richtige und tiefe Atmung Ihre Leistungen bemerkenswert steigern. Ein Bewußtsein für die Körpermitte und die Anwendung dieser Energie läßt die Muskeln und das Nervensystem sensibler und beherrschter zusammenwirken. Die Ausführung komplizierter und genauer Bewegungen wird durch dieses Bewußtsein verstärkt. Man wird auch in der Lage sein, seine Energien wirksamer einzusetzen, was eine Steigerung der Vitalität und eine höhere körperliche Widerstandskraft zur Folge hat.

Wenn man sich den Bereich des Sonnengeflechts bildlich vorstellt, denkt man sich einen Konzentrationspunkt, von dem aus man seine Bewegungen lenken kann. Stellen Sie sich vor, daß

Ihre Gliedmaßen alle mit der Körpermitte verbunden sind und daß alle Ihre Bewegungen aus der Mitte heraus kommen. Man wird sehr schnell merken, wie der Koordinationssinn durch diese Visualisierung verbessert wird, selbst schon bei einer so einfachen Bewegung wie dem Hampelmann.

Durch die Ausatmung wird die Energie des Solarplexus in die Ausführung von Bewegungen, die Kraft verlangen, geleitet. Dies ist einer der Gründe, warum Karateschülern gelehrt wird, bei einem Angriff bestimmte Laute auszustoßen. Manche Tennisspieler, wie z. B. John McEnroe, Chris Evert Lloyd und Jimmy Connors, stöhnen oft bei ihren kraftvollsten Schlägen – das ist der hörbare Ausdruck, wenn sie die Energie einsetzen, die sie aus der Ausatmung gewinnen.

Wenn Sie mit den Übungen, Anwendungen und geistigen Vorstellungen dieses Buches arbeiten, werden Sie entdecken, daß einige der Atemmethoden für Sie besonders wirksam sind. Praktizieren Sie einige davon, bevor Sie sich Ihrer Lieblingssportart zuwenden. Behalten Sie die tiefe Atmung bei, entwickeln Sie die innere Energie und beobachten Sie dann, wie sich das auf Ihre Leistung auswirkt.

Verbesserung des Aussehens

Chi Yi regt den Fluß der inneren Energie an und zaubert einen strahlenden Glanz auf die Hautoberfläche. Während das Sonnengeflecht durch die tiefe Atmung angeregt wird, dehnen, kneten und drücken die Bauchmuskeln die inneren Organe des Bauchraumes, was eine massierende Wirkung hat. Diese Bewegung stimuliert, zusammen mit der aktivierten inneren Energie, die Verdauung und hilft einem, die unangenehmen inneren Luftansammlungen und Gase loszuwerden, und fördert damit einen klareren und leuchtenderen Teint. Dazu kommt noch, daß die nervenberuhigende Wirkung der tiefen Atmung die Spannungen verringern wird, die so häufig die Hauptursache für schlechtes Aussehen sind.

Frischer Atem

Mundgeruch (Halitosis) kann, auch wenn er von der Art ist, die allen hygienischen Maßnahmen und richtigen Eßgewohnheiten widersteht, durch *Chi Yi* auf verschiedene Weise abgeholfen werden. Mundgeruch, der durch einen übersäuerten Magen aufgrund von Spannungen verursacht wird, kann mit Hilfe von entspannenden Atmungsübungen gelindert werden. Mundgeruch, der auf Verdauungsstörungen zurückzuführen ist, wird durch die anregende Wirkung der tiefen Atmung und der inneren Energie auf den Bauchraum, beseitigt. Mundgeruch, dessen Ursache in einer flachen Atmung, die die verbrauchte Luft in den Lungen zurückhält, zu suchen ist, kann ganz leicht behandelt werden mit einer Tiefenatmung, die die Luft erneuert.

Vorbereitung auf die Entbindung

Wenn Sie ein Vater in spe sind, der auch noch *Chi Yi* praktiziert, werden Sie wohl in den nächsten neun Monaten Ihre Spannungen durch die tiefe Atmung beruhigen können, und Sie werden auch gut darauf vorbereitet sein, bei der Geburt Ihres Kindes beizustehen, indem Sie die Atmung der Mutter führen.

Wenn Sie eine werdende Mutter sind, die bereits die *Chi Yi*-Techniken gelernt hat, dann sind Ihre Bauchmuskeln stark und gesund, elastisch und entgegenkommend. Ihre Atmung ist wirkungsvoll, und Sie können sie leicht beherrschen. Sie können sicher sein, daß Ihnen dies alles während der Schwangerschaft von Nutzen sein wird. Und auch während der Entbindung sind diese Fähigkeiten eine große Hilfe, denn Sie werden mit dem Kind – und dem Arzt – zusammenarbeiten können. Es ist nicht nur die Fähigkeit, wirkungsvoll zu atmen, die sie während der Schwangerschaft geistig und emotionell gesund halten wird, sondern das Kind wird auch von dieser inneren Energie profitieren.

Wenn Sie vorhaben, Ihr Kind durch eine natürliche Geburt auf die Welt zu bringen, wie z. B. mit der Psychoprophylaxe, einer seelisch-körperlichen Vorbereitung, die auch als die Lamaze-Methode bekannt ist, dann werden Sie merken, daß die Fähigkeiten in *Chi Yi*, die Sie erworben haben, Ihnen sehr hilfreich sein werden, diese Techniken zu erlernen und auszuführen. Alle diese Methoden beruhen darauf, die Atmung den verschiedenen Stadien der Geburt – schwache Wehen in längeren Abständen, starke Wehen in kurzen Abständen und Austreibung – anzupassen. Durch *Chi Yi* versteht man sich bereits darauf, die Aus- und Einatmung zu beherrschen und Geschwindigkeit, Dauer und Intensität zu lenken.

Für die Schwangerschaft und die Zeit nach der Entbindung gibt es eine ganze Reihe von Körperübungen zur Unterstützung der Geburt und der Rückbildung. Selten werden zu den Übungen genaue Atemanweisungen gegeben. Wenn Sie bereits mit einer geschulten, tiefen Atmung vertraut sind, wird Ihre Fähigkeit, die Übungen damit zu verbinden, deren Wirksamkeit beträchtlich steigern.

Wenn Sie noch niemals *Chi Yi* praktiziert haben, sollten Sie, bevor Sie in der Schwangerschaft damit beginnen, Ihren Arzt zu Rate ziehen. Jede Frau hat eine andere körperliche Verfassung, und jede Schwangerschaft hat ihre Eigentümlichkeiten. Bei einer normalen Schwangerschaft wird die Praxis von *Chi Yi* in den meisten Fällen sehr hilfreich sein, egal ob Sie eine Anfängerin oder bereits fortgeschritten sind. Man sollte in keinem Fall übertreiben und den Ratschlägen des Arztes immer den Vorrang geben. Selbst in den letzten Monaten der Schwangerschaft wird der Arzt wohl kaum etwas gegen die *Chi Yi*-Übungen einzuwenden haben. Wie bei Schwimmen, Tennis und anderen Sport- und Bewegungsarten auch, hängt es vor allem davon ab, ob man daran gewöhnt war, sie auszuüben. In diesem Fall kann es nicht schaden, wenn man in einer normalen Schwangerschaft damit fortfährt.

Madame Ernestine Schumann-Heink war im späten 19. Jahrhundert eine berühmte Alt-Sängerin, und sie hatte viele Kinder. Auf dem Höhepunkt ihrer Karriere war sie eigentlich ständig schwanger, und wenn sie deswegen aufgehört hätte zu singen, wäre aus ihrer Karriere nie etwas geworden. Ihre Biographen erzählen, daß sie bis kurz vor der Entbindung auf der Bühne stand und schon ein paar Wochen danach wieder auftrat. Die Säuglinge stillte sie zwischen den Akten in der Garderobe. Ihre Atempraxis als Sängerin hat sie sicherlich befähigt, eine so hingebungsvolle Einstellung ihren Kindern gegenüber zu vertreten.

Erleichterung bei Schmerzen und körperlichen Beschwerden

Es gibt zahlreiche Ursachen für Schmerzen und andere Unpäßlichkeiten, und man sollte in jedem Fall bei ernsthaften Beschwerden einen Arzt aufsuchen. Wenn dieser jedoch nur Medikamente wie Schmerz- und Beruhigungsmittel verschreibt, die lediglich eine zeitweise Linderung versprechen, dann können Sie diese mit der inneren Energie unterstützen, die Sie aus der Praxis von *Chi Yi* ziehen. Schmerzen, die auf Verspannungen, Rheuma und Arthritis zurückzuführen sind, sowie Probleme mit dem unteren Rücken können geheilt oder doch in großem Maße gelindert werden, indem man die beruhigende Energie des Sonnengeflechts in die kranken Körperteile leitet.

Beschleunigung der Rekonvaleszenz

Chi Yi kann die Rekonvaleszenz oder die Physiotherapie unter-stützen.

Eine ältere Freundin von mir war einige Wochen im Kranken-haus gelegen. Als sie wieder zu Hause war, erzählte sie mir, daß der Arzt angeordnet habe, sie müsse aufstehen und damit anfan-gen, wieder etwas herumzulaufen, aber sie könne es nicht. Sie fühlte sich sogar zum Aufsitzen zu schwach. Ich schlug ihr vor, es doch einmal zu versuchen, solange ich bei ihr sei, und zu Beginn ein paar tiefe Atemzüge zu machen, um etwas Energie zu sammeln. Doch sie erwiderte, sie könne kaum atmen, geschweige denn tief atmen. Ich preßte meine Handfläche fest auf ihren unteren Bauch. Wie ich erwartet hatte, spürte sie die Schwere meiner Hand, und ihre Bauchmuskeln drückten leicht dagegen. Wenn sie es einmal geschafft hätte, dem Druck meiner Hand Widerstand zu leisten, so sagte ich ihr, würde sie es auch noch ein paarmal und mit mehr Kraft können.

Sie versuchte es, und ich bat sie, die Bewegungen ihrer Bauch-muskeln mit der Einatmung zu synchronisieren. »Dies ist die tiefe Bauchatmung«, sagte ich ihr, und es erstaunte und ermutigte sie, daß sie das konnte.

Nachdem sie sich eine Weile entspannt hatte, lenkte ich ihre Auf-merksamkeit erneut auf die Atmung. Diesmal preßte ich nur mei-nen Mittelfinger auf ihren Bauch. Dann schlug ich ihr vor, sich doch aufzusetzen. Ich bat sie, sich ständig den Druck meines Fin-gers auf ihrem Bauch vorzustellen: Auf diesen Punkt sollte sie sich konzentrieren und die Energie, die sie zum Aufstehen brauchte, daraus ziehen. Mit ein klein wenig Hilfe der Kranken-schwester konnte sie sich im Bett aufsetzen, die Füße heben und sie auf den Boden stellen. Wir hatten unser erstes Ziel erreicht, als sie selbst aufstand und langsam die paar Schritte zu ihrem Sessel ging. Von da an übte sie regelmäßig diese *Chi Yi*-Technik, und ihre schnelle Genesung erstaunte nicht nur sie selbst, sondern auch den Arzt.

Die verschiedenen *Chi Yi*-Übungen können entsprechend den Erfordernissen der jeweiligen Genesung und Behinderung abgewandelt werden. Wenn man sich z. B. von einer Beinverletzung erholt und noch nicht wieder in der Lage ist zu stehen, kann man die aufrechten Übungen und Anwendungen dieses Buches auch im Sitzen ausführen. Hat man einen Körperteil in Gips und kann ihn weder bewegen noch beugen, ist es dennoch möglich, die Atemübungen zu machen, wobei man undurchführbare Bewegungen wegläßt und versucht, so nahe wie möglich an den angegebenen Übungen und Anwendungen zu bleiben. Behutsam abgewandelte Übungen und Anwendungen sind immer noch sehr wirkungsvoll. Die meisten Menschen, die unter einer körperlichen Beeinträchtigung zu leiden haben, verhätscheln den verletzten Bereich dadurch, daß sie ihn völlig ruhigstellen. Bei eingeschränkten Bewegungsmöglichkeiten verhalten sie sich ähnlich unbewußt, indem sie nur ganz flach und verhalten atmen. Diese verminderte Luftzufuhr verringert die Stimulierung des Solarplexus und schneidet die für den Heilungsprozeß so notwendige Energieversorgung ab.

Verringerung der Alterungserscheinungen

Viele Menschen werden in fortgeschrittenem Alter plötzlich mit der Tatsache konfrontiert, daß sie Gesundheit und Lebenserwartung beträchtlich hätten steigern können, wenn sie nur ihre Lungen intensiver genutzt hätten. Kurzatmigkeit, Verspannungsschmerzen in der Brustmuskulatur, eine matte Stimme, Verspannungen, hochgezogene Schultern in der vergeblichen Anstrengung, die unzureichende Luftversorgung zu überwinden – all diese Probleme werden häufig durch schlechte Atemgewohnheiten verursacht.

Das Altern, charakterisiert durch den langsamen Verlust an Kraft, Energie und Koordinationsfähigkeit, ist ein unvermeidbarer Vorgang. Die körperlichen Verfallserscheinungen können durch die Entwicklung und den Gebrauch der inneren Energie verzögert oder auf ein Minimum beschränkt werden. Statt daß man ziellos nach ein bißchen Kraft trachtet, um sich zu erheben, zu bewegen oder zu laufen, sollte man die notwendige Energie in der eigenen Körpermitte suchen. Wenn Sie sich das nächstemal zu müde fühlen, sich vom Sitzen oder Bücken zu erheben, gehen Sie in Gedanken nach innen, atmen Sie tief ein, und stehen Sie vom Sonnengeflecht her auf. Sie werden entdecken, wie mühelos die Bewegung sein kann.

Bewegungen und Körperhaltung spiegeln in großem Maße wider, wie alt man sich fühlt. Ist man in der Lage, sich aufrecht zu halten und lebhafter zu bewegen, hilft das, jünger zu wirken und sich auch entsprechend zu fühlen.

Die innere Energie eines Menschen kann mit dem elektrischen Strom einer Batterie verglichen werden. Solange man jung ist, fühlt man sich wie aufgeladen, und mit den Jahren läßt der innere Energiefluß immer mehr nach – es sei denn, man hat gelernt, sich immer wieder aufzuladen. Verliert die innere Energie an Kraft und wirkt nicht mehr in vollem Umfang, zieht sich der Strom nach und nach zurück. Dies beginnt an den äußersten Gliedmaßen, den Fingern, Händen und Füßen und erstreckt sich weiter auf Arme und Beine.

Die Gelenke werden ebenso, ähnlich wie verstopfte Rohrleitungsknie, unter der ungenügenden Versorgung mit innerer Energie zu leiden haben. Mit dem Alter wird man leicht von Schmerzen in diesen Gliedmaßen geplagt – schmerzhafte Fingerknöchel, wehe Füße, Tennisarm und Muskelkater, um nur einige zu nennen. Jeder Teil des Körpers kann an einer ungenügenden Energieversorgung leiden, was zur Folge hat, daß man auftretende Krankheiten nicht abwehren oder überwinden kann.

Wenn man, solange man jung und gesund ist, zu der Einsicht gelangt, daß es notwendig ist, die Fähigkeit, regelmäßig die inneren Energien aufzuladen, zu entwickeln und zu üben, dann kann man das rasche Schwinden des inneren Energievorrats vermeiden. Für die heutige Jugend, die sehr häufig ihre Kerzen an beiden Enden anbrennt, ist es besonders wichtig, darauf zu achten, daß sie mit ihren Kräften keinen Raubbau betreibt, sondern für einen ständigen Energienachschub sorgt. Aber auch diejenigen, die nicht mehr so ganz jung sind, können ihre Energien rasch wieder erneuern und den Kreislauf in Schwung halten.

Verbesserung der Sprache und der Stimme

Keine andere menschliche Handlung wird so stark von der Atmung beeinflußt wie die Vokalisation. Eine richtige Atmung, die von einem gesunden Solarplexus getragen wird, lockert Verspannungen im Sprechapparat, die für gewöhnlich die Ursache für eine krächzende Stimme, Heiserkeit, Piepsen, Schnaufen, Kurzatmigkeit, Schwäche, Näseln und viele andere Sprachprobleme sind. Um eine mißbrauchte, kränkelnde oder unterentwikkelte Stimme zu verbessern oder zu stärken, muß man damit beginnen, darauf zu achten, daß die Atemluft richtig eingeatmet, aufgeladen und ausgeatmet wird.

Singen, vor allem klassischer Gesang, ist eine sehr viel intensivere und forderndere Art der Vokalisation als das Sprechen. Es ist ein übertrieben langgezogenes Sprechen mit eingebauter Selbstausdehnung und einem weiten Stimmumfang. Zusätzlich zu seinem musikalischen Verständnis und Talent braucht ein geübter Sänger ein umfassendes und intensives Training, um einen derart schwierigen gesanglichen Vortrag zu meistern. Die wichtigste Technik ist dabei für einen Sänger die Atemstütze. Wenn die Atemstütze sich für eine erwünschte Klangfülle, Modulation oder einen Ton als ungenügend erweist, sei es beim Singen oder beim Sprechen, dann ersetzen wir automatisch die fehlende Energie durch angespannte Brust-, Schulter- oder Nackenmuskeln – oder alles zusammen. Durch eine ständige Überforderung der Stimmbänder kann man sie verletzen, und dies zieht Probleme wie Entzündungen, Schnaufen, Krächzen, Heiserkeit, Stimmverlust und vielleicht sogar die Bildung von Knötchen nach sich.

Der Atem ist die Grundlage, auf der sich die Stimme aufbaut, und es ist nur vernünftig, sich eine zuverlässige Kenntnis über den Atem anzueignen. Man erhält damit ein Handwerkszeug, mit dessen Hilfe man über ausreichend Energie und Beherrschung verfügt, um die Stimme zu stützen.

Die Wirkung unserer Stimme ist genauso wichtig wie unsere äußere Erscheinung. Charakter, Persönlichkeit, Geistesniveau und Ausstrahlung werden nach dem Klang unserer Stimme beurteilt. Es ist sicher auch wahr, daß die Stimme eines Menschen etwas damit zu tun hat, wie er aussieht. Eine energiegeladene, ausdrucksvolle Sprache regt den Zuhörer ganz offensichtlich an, aber eine krächzende, kurzatmige, müde Stimme kann den interessantesten Vortrag zunichte machen. Richtiges Atmen ist eine ganz wesentliche Komponente für eine gute Sprache. Mit Hilfe der tiefen Atmung kann auch eine verletzte Stimme für gewöhnlich wieder repariert werden. Sprachfehler können geglättet werden. Man kann den Klang, die Farbe, die Leichtigkeit und die Kontur einer Stimme entwickeln. Eine ganz normale Durchschnittsstimme kann verbessert werden. Eine gute Stimme wird verfeinert und vervollkommnet.

Die Stimme besitzt die einzigartige Kraft, durch die Intonation von Vokalen Gefühle auszudrücken, die allen Menschen gemeinsam sind. Obwohl die Bedeutung von »a«, »o« und »i« in den einzelnen Kulturen durchaus eine andere sein kann, ist ihre Verwendung doch universell. Die Tonhöhe zeigt den Grad der Aufregung an. Die Tiefe des Atems entspricht der Tiefe des lautlichen Ausdrucks. Je tiefer der Atem ist, desto vollkommener wird ein Gefühl befreit.

Jeder tiefe Atemzug, den wir machen, sollte eine Wohltat für uns sein und uns neuen Schwung geben. Die Welt wirkt viel heller, und wir möchten uns aufmachen und singen. Singen ist gesund. Es lädt uns ein, den fließenden Luftstrom zu lenken und alle angestauten Gefühle zu lösen.

Singen Sie überall, wo es nur möglich ist. Singen Sie unter der Dusche, singen Sie im Garten, singen Sie im Auto auf dem Weg zur Arbeit. Kümmern Sie sich nicht darum, wenn Sie kein gutes Musikgehör haben oder falsch singen. Singen Sie für sich. Kümmern Sie sich nicht darum, ob Sie vielleicht jemand hören kann. Prägen Sie sich die Texte von ein paar Liedern ein – Pop, Rock oder Volksmusik, Kirchenlieder oder vielleicht sogar Ihre Lieblingsarie aus einer Oper. Machen Sie sich nichts daraus, daß Sie nicht Enrico Caruso oder Barbra Streisand sind; singen Sie einfach, frei und leicht. Wenn Sie den Text vergessen haben, denken Sie sich einfach etwas aus, oder singen Sie nur »la-la-la-la«. Schämen Sie sich Ihrer Stimme nicht.

Nach und nach wird Ihr wahres, ausdrucksvolles Ich zum Vorschein kommen. Es wird Sie selbst überraschen, daß man die Fortschritte im Singen wirklich hören kann. Mit der Steigerung Ihrer Atemtechnik durch *Chi Yi* wird sich auch Ihre Singstimme verbessern. Nehmen Sie es als Barometer für Ihre Fortschritte in der Kunst des Atmens.

Konzentration des Atems während der Meditation

Jahrhundertelang haben buddhistische Mönche und Meditierende aller Religionen und Glaubensrichtungen die Meditation als ein Mittel geübt, das sie zu höheren geistigen und spirituellen

Ebenen führen kann. Und sie erklärten alle, daß der Schlüssel für eine erfolgreiche Meditation in der richtigen Atembeherrschung liege.

Die Yogis im Himalaya gingen noch weiter und erklärten, daß die Wechselatmung von großer Bedeutung sei. Sie behaupten, daß die normale Atmung einem natürlichen Wechsel unterworfen sei, wobei die Betonung abwechselnd auf dem rechten und auf dem linken Nasenloch liege. Die alten Yogis glaubten, daß die Atmung durch das rechte Nasenloch die mehr aktiven und aggressiven Instinkte auslöse, wohingegen die Atmung durch das linke Nasenloch einen eher passiv und gedämpft werden lasse. Diese Erkenntnisse entsprechen den jüngsten Forschungen über die verschiedenen Aufgaben der rechten und linken Hemisphäre des Gehirns.

Die Praxis des *Chi Yi* vermittelt eine Grundlage, auf der man die verschiedensten Meditationsformen aufbauen kann. Während man lernt, den Atem zu disziplinieren und zu beherrschen, richtet man seine ganze Aufmerksamkeit nach innen, wodurch die äußeren Ablenkungen auf ein Minimum beschränkt oder sogar ganz ausgelöscht werden. Die Fähigkeit, das geistige und körperliche Bewußtsein auf einen Punkt zu richten und unter Kontrolle zu halten, ist der Schlüssel zu absoluter Selbstkontrolle von Körper und Geist. Dies ist die Grundlage jeder Meditation. Durch *Chi Yi* wird das geistige Auge darin geübt, nach innen zu schauen und in Konzentration zu verharren. Die Folge davon ist ein Zustand vollkommener Entspannung.

Die Fähigkeit, seine körperliche und geistige Verfassung selbst zu beherrschen, verschafft einem tiefe Befriedigung. Wenn man schlaflos und mit Schmerzen darniederliegt, ohne etwas dagegen unternehmen zu können, untergräbt das langsam das Selbstvertrauen. Die Kenntnis über *Chi Yi* macht den Unterschied aus, ob man hilflos oder selbstverantwortlich lebt. Fangen Sie noch heute mit *Chi Yi* an!

Teil II

Praxis. Die Übungen des Chi Yi

Einige praktische Ratschläge

Was nun folgt, ist das Herzstück von *Chi Yi*. Es sind dreißig Übungen, die in sechs aufeinander aufbauenden Lektionen zusammengefaßt sind, um Ihnen ein erweitertes Bewußtsein für richtige Atemgewohnheiten und eine größere Atembeherrschung zu vermitteln.

Obwohl sie theoretisch sehr einfach zu verstehen sind, sollte man die praktischen Übungen für die Nerven und Muskeln sehr sorgfältig ausführen, damit sie einem in Fleisch und Blut übergehen. Ohne Motivation, Konzentration und Durchhaltevermögen kann man *Chi Yi* nicht erlernen. Doch schließlich wird Ihnen ein flacher Atemzug viel schwerer fallen als die tiefe Bauchatmung. Wenn sich Ihr Bewußtsein für die Vorgänge des Atmens durch die Übungen stärker entwickelt hat, werden Sie bald feststellen, daß sie auch im Alltag immer selbstverständlicher werden, bis auch Sie letztendlich zu einem wahren Meister der Kunst des Atmens geworden sind.

Die Fähigkeit des tiefen Atmens und die sich aus diesen Übungen ergebende Energie lassen sich sehr vielfältig, sowohl für Angelegenheiten des Körpers als auch des Geistes, einsetzen. Sie unterstützen und fördern jede körperliche Aktivität, der Sie nachgehen, sei es ein geschäftlicher Auftritt, Tanzen, Schauspielern oder irgendeine Sportart wie Jogging, Aerobic oder Golf.

Lassen Sie sich nicht entmutigen, wenn es Ihnen nicht gleich auf Anhieb gelingt, bestimmte Empfindungen und die Körperbeherrschung zu erlangen. Nach wiederholten, achtsamen Versuchen werden Sie sie so spüren und ausführen können, wie es in diesem Buch beschrieben ist. Wenn Ihnen *Chi Yi* zur Gewohnheit wird, verstärken sich Ihre Lebenskraft, Anmut, Ausstrahlung und ganz allgemein das Wohlbefinden.

Manchen Lesern werden vielleicht die Übungen dieses Buches, vor allem in den ersten Kapiteln, zu einfach erscheinen. Tatsächlich erfordern sie aber eine ganze Menge, denn sie müssen vollkommen korrekt ausgeführt werden. Jede Einzelheit ist von Bedeutung. Zu Beginn erscheint einem der Zweck der einzelnen Übungen vielleicht etwas abstrakt, aber durch das Üben leuchtet er einem bald ein.

Für jede der sechs Lektionen braucht man ungefähr zehn bis zwanzig Minuten, das hängt davon ab, wie lange man sich zwischendurch entspannt. Entsprechend Ihrer Kondition können Sie auch einige Wiederholungen weglassen. Am Anfang fühlt man sich nach den Atemübungen leicht etwas schwindlig. Machen Sie eine Erholungspause, bevor Sie mit den Übungen fortfahren. Der Schwindel kann ein Zeichen für Überanstrengung sein. Nehmen Sie sich die Zeit für eine Pause, wenn Sie sie brauchen, auch wenn in den Übungen an der Stelle keine angegeben ist. Sie können die Anzahl der Wiederholungen einer bestimmten Übung auch steigern, aber übertreiben Sie nicht, und geben Sie sich immer genügend Entspannungspausen.

Ziehen Sie sich bequeme Kleidung an, in der Sie die verschiedenen Bewegungen und Stellungen der Übungen machen können. Am geeignetsten sind lockere, angenehme Kleidungsstücke. Vermeiden Sie Kragen, Rock- oder Hosenbünde und Gürtel, die eine freie und leichte Atmung beeinträchtigen.

Man braucht nicht sehr viel Platz für die Übungen, aber es ist sicher gut, wenn man einen Ort wählt, an dem man sich gut konzentrieren kann und nicht unterbrochen wird. Sie können sowohl im Haus als auch im Freien üben. Ein stickiger Raum ist für *Chi Yi* wenig geeignet, denn schon nach den ersten Minuten Tiefenatmung wird es einem unangenehm warm. Machen Sie ein oder zwei Fenster auf, dann werden Sie den größtmöglichen Nutzen aus den Übungen ziehen, denn frische Luft hat immer etwas Belebendes.

Für die Übungen, die am Boden liegend durchgeführt werden, braucht man eine Matte oder einen Teppich. Der nackte Boden ist unangenehm, und ein weiches Bett bietet nicht genügend Halt. Es ist egal, zu welcher Tages- oder Nachtzeit man übt, aber man sollte in jedem Fall fünfzehn bis zwanzig Minuten warten, ehe man nach dem Training eine Mahlzeit zu sich nimmt. Vor den Übungen sollte man auch ein bis zwei Stunden nichts essen, je nachdem, wie schwer verdaulich die Nahrung ist.

Üben Sie jede Lektion zweimal täglich zu verschiedenen Zeiten. Üben Sie jede Lektion mindestens drei Tage hintereinander, damit Sie sie auch wirklich beherrschen und Ihre Muskeln sich richtig entwickeln können.

Nachdem Sie eine Lektion zweimal täglich an drei aufeinanderfolgenden Tagen geübt haben, sind Sie bereit für die nächste. Auch wenn Sie nicht immer zweimal geübt haben, aber trotzdem das Gefühl haben, daß Sie mit allen Übungen einer Lektion vertraut sind, können Sie nach drei Tagen zur nächsten Lektion weitergehen. Haben Sie einmal einen ganzen Tag ausgesetzt, ist es ratsam, noch einmal alle Übungen der alten Lektion zu machen (ohne Wiederholungen), bevor Sie die neuen aufnehmen. Wenn Sie mehr als zwei Tage pausiert haben, sollten Sie die vorherige Lektion oder auch Lektionen noch einmal ein, zwei Tage üben, bevor Sie weitermachen. In jedem Fall sollte Ihr eigenes Gefühl darüber entscheiden, wie Sie mit dem Programm vorwärtskommen.

Tiefe Atmung bedeutet, daß man aus- und einatmet, indem man den oberen und den unteren Teil der Lunge füllt und dabei die Muskeln des unteren Rumpfes, d.h. den Bauch, die Seiten und den unteren Rücken, einsetzt. Es ist notwendig, die Muskeln in diesem Bereich durch Übungen zu entwickeln und zu kräftigen, die dann zu gegebener Zeit ihre Wirkung entfalten werden. Deswegen ist es wichtig, sich an alle Einzelheiten der Übungen zu halten.

Wenn man an die Atmung denkt, stellt man sich den Vorgang für gewöhnlich in der Reihenfolge Einatmung – Ausatmung vor. Selten achtet man besonders auf die Ausatmung. »Machen Sie einen tiefen Atemzug«, ist ein Ratschlag, den man häufig zu hören bekommt, und dabei wird die Betonung auf die Einatmung gelegt. In Wahrheit ist jedoch die Ausatmung ganz genauso wichtig. Die Ausatmung trägt die verfeinerte und veredelte innere Energie, die gezielt gelenkt wird. Sie ist die Ernte dessen, was wir eingeatmet haben.

Wichtig: Obwohl die Wirkungen dieser Übungen schließlich in die normale Atmung eingebracht werden, sind die Übungen an sich **nur** als solche gedacht. Man sollte sie auf keinen Fall als Alternativen zur normalen, alltäglichen Atmung betrachten. Die Übungen sind anspruchsvoll und sollten nicht übertrieben werden. Zeigen sich Zeichen von Schwindel oder Unbehagen, dann hören Sie sofort auf! Für dieses Mal haben Sie genug gemacht. Ziehen Sie Ihre Aufmerksamkeit weg von der Atmung, und richten Sie sie auf andere Dinge. Ihre Atmung wird wieder normal werden, und Sie werden sich rasch erholen.

Zählen

Bei den Übungen, in denen ein *langsames Zählen* angegeben ist, bedeutet das annähernd eine Zähleinheit pro Sekunde.

Die Zahlen, die für das geistige Zählen während des Atmens festgesetzt sind, wurden nicht willkürlich aufgegriffen, sondern sind ausgewählt worden, um die Dauer des Ein- und Ausatmens unter bestimmten Bedingungen zu messen. Es läßt sich jedoch durch das ganze Buch hindurch ein Muster erkennen: Die Einatmung endet auf eine ungerade, die Ausatmung auf eine gerade Zahl. Dafür gibt es einen psychologischen Grund. Die meisten Menschen zählen paarweise: Bei einer ungeraden Zahl sind wir innerlich darauf eingestellt, daß es noch weitergeht, und befinden uns in einer Erwartungshaltung; bei einer gerade Zahl erwarten wir eher ein Ende. Wenn man mit dem Einatmen fertig ist, ist es günstig, ein Gefühl der Erwartung und der Bewegung zu haben, wohingegen es am Ende der Ausatmung vorzuziehen ist, ein Gefühl der Vollendung zu erfahren.

Körperhaltung

Beachten Sie die folgenden Punkte, wenn Sie die Übungen durchführen:

☐ Eine richtige Körperhaltung erleichtert richtiges Atmen.

☐ Die Schultern dürfen niemals hochgezogen oder angespannt sein. Sie sollten während des Aus- und Einatmens entspannt und bewegungslos bleiben.

☐ Der Brustkorb darf sich niemals niedergedrückt oder eingesunken anfühlen.

Halten Sie sich im Sitzen, Stehen oder Gehen aufrecht, aber achten Sie darauf, kein Hohlkreuz zu machen. Der Kopf sollte gerade und aufrecht auf einer imaginären Linie, die vom Steißbein bis unter die Schädeldecke reicht, gehalten werden. Ein nach vorne oder hinten gebeugter Kopf verspannt die Muskeln am Kinn und im Nacken und behindert den freien Atemfluß. Die Neigung des Beckens ist wesentlich für eine gute Haltung. Wenn Sie das Becken kippen, indem Sie das Schambein nach vorne hochziehen, können die Bauch- und Gesäßmuskeln den Rumpf optimal unterstützen, und die Belastung des unteren Rückens wird äußerst gering gehalten. Die folgende Imagination hilft, die Belastung noch weiter zu verringern.

AUTOSUGGESTION

Perlenkette

Stellen Sie sich vor, daß Ihre Körperteile Perlen in verschiedenen Größen sind. Befestigen Sie eine Kette am Boden, und reihen Sie die Perlen darauf auf. Nachdem die letzte Perle aufgefädelt ist (der Kopf), ziehen Sie die Kette straff und gerade nach oben. Alle Perlen sollten in einer Linie genau an die richtige Stelle fallen. Ihre Körperteile sollten sich wie Perlen auf einer Kette anfühlen – gut ausgerichtet und alle Teile richtig verteilt an ihrem Platz.

Wenn man ein Leben lang flach geatmet hat, ist die obere Lungenpartie wesentlich besser entwickelt als die Lungenspitzen. Es ist nicht nötig, den oberen Teil noch weiter auszubilden. Im Gegenteil, man sollte sich gar nicht mehr besonders darum kümmern. Denn jeder dahingehende Versuch lenkt nur die Aufmerksamkeit von der Entwicklung des unteren Teils ab und behindert diese. Wenn der untere Lungenteil schließlich den gleichen Grad an Funktionsfähigkeit und Dehnbarkeit erreicht hat wie der obere, werden die beiden von ganz alleine als Einheit zusammenwirken.

Haben Sie schon einmal einen länglichen Luftballon aufgeblasen? Dann werden Sie sich sicher erinnern, daß solche Ballons sich nur an dem Ende, an dem man hineinbläst, leicht füllen. Am anderen Ende geht die Luft nur schwer hinein, es sei denn, man hilft ein bißchen nach. Sie haben dabei sicher bemerkt, daß der Ballon am oberen Ende nach ein paar Ansätzen, ihn aufzublasen, viel weicher und nachgiebiger und immer dicker wird als am unteren Ende. Es gibt einen Trick, wie man dem abhelfen kann, und zwar zieht man an dem hinteren Teil und dehnt ihn mit der Hand, damit die Luft besser eindringen kann.

Mit der Lunge verhält es sich ähnlich wie mit diesem länglichen

Ballon. Aus verschiedenen Gründen wird der untere Teil der Lunge, genau wie bei dem Ballon, kaum genutzt. Unternimmt man nichts gegen die flache Atmung, dann bekommt mit zunehmendem Alter der obere Lungenbereich immer mehr das Übergewicht. Die stufenweise aufgebauten Übungen dieses Buches verhindern diesen ungesunden Zustand. Man kann häufig ältere Menschen – und manchmal sind sie noch gar nicht so alt – darüber klagen hören, wie schwer ihnen das Atmen fällt. Oft ist das der Fall, wenn der obere Lungenbereich überlastet und überanstrengt ist und seine Beweglichkeit verliert, während der untere Teil völlig unterentwickelt und nicht in der Lage ist, seine Aufgaben gleichwertig zu erfüllen. Es ist nie zu spät, damit anzufangen, mit Hilfe von *Chi Yi* die Funktion der unteren Lunge zu aktivieren.

Wie man inneres Empfinden und Muskelbeherrschung entwickelt

Versuchen Sie Ihr Bewußtsein während der Übungen auf folgende Empfindungen und Hilfen zur Muskelbeherrschung gerichtet zu halten. *Vergegenwärtigen Sie sich diese Punkte immer wieder, damit sich diese Eigenschaften in Ihr Bewußtsein einprägen.*

Inneres Empfinden

☐ Machen Sie sich den Bereich Ihres Bauches unterhalb des Nabels, den man aufblähen und senken kann, bewußt.

☐ Erspüren Sie beim Einatmen, wie die Luft in Ihren *unteren Bauch* einströmt und ihn bläht.

☐ Machen Sie sich das Gefühl bewußt, wenn sich beim Ausatmen der *untere Bauch* wieder senkt.

☐ Stellen Sie sich Ihre *Zunge* vor, und spüren Sie, wie sich diese von der Spitze bis zur Wurzel ausdehnt, dabei aber nicht schon im Rachen oder Nacken zu Ende ist, sondern ganz bis hinunter in die Magengrube reicht.

☐ Stellen Sie sich beim Einatmen, wenn die Zungenspitze die obere Zahnreihe von hinten anstößt, die *Zunge* als ein Rohr vor. Die Luft fließt durch die Nasenlöcher und durch das Rohr an der Zungenspitze bis hinunter an die Zungenwurzel. Hier kehrt sich der Luftstrom um und nimmt seinen Weg zurück und hinaus.

☐ Erspüren Sie das Gefühl, wenn die *Zunge* ganz entspannt ist. Sie fühlt sich dann nicht wie ein fester Klumpen oder ein unbewegliches Band an, sondern ganz weich und gelöst. Eine angespannte Zunge verursacht Spannungen in der Nacken-, Brust- und Schultermuskulatur und hindert die Luft daran, frei in den unteren Bauch zu fließen.

☐ Machen Sie sich Ihre *Zungenwurzel* bewußt, und lassen Sie sie aktiver an den Bewegungen und an der Beherrschung des sichtbaren Teils der Zunge teilhaben. Das Strecken, Bewegen und Entspannen der sichtbaren Zunge verursacht ein Empfinden für die Zungenwurzel und verstärkt die Fähigkeit, die Zungenspannung mittels der Bauchatmung in den Solarplexus zu verlagern.

☐ Bei jedem »Atemanhalten« zwischen Ein- und Ausatmung sollten Sie sich vorstellen, daß der Atem ständig tiefer sinkt und schließlich ganz *unten im Bauch* zur Ruhe kommt.

☐ Stellen Sie sich beim Ausatmen vor, daß die Luft durch ein Loch am *Grund des Bauches* abgelassen wird.

☐ Gähnen Sie einmal ganz bewußt (spüren Sie es *hinten im Nacken* und im angrenzenden *Nasenbereich*), und öffnen Sie sich weit für den Luftstrom.

Muskelbeherrschung

☐ Die richtige Öffnung des Mundes für die Übungen sieht aus wie ein rundes »liegendes U« (⊂), nicht wie ein spitzwinkliges »liegendes V« (<). Öffnen Sie dazu den Mund nicht nur vorne, sondern bis ganz nach hinten zu den Kiefergelenken, so daß die oberen und unteren Backenzähne nahezu parallel stehen.

☐ Achten Sie auf eine freie Atmung, wenn Sie die Übungen für die *Nackenmuskulatur* machen.

☐ Atmen Sie nicht kurz und stoßweise, sondern lassen Sie den Atem ganz *gleichmäßig* fließen.

☐ Die Bewegungen der Arme, Beine, der Wirbelsäule, des Nackens, usw. beginnen im *unteren Bauch*, in Einklang mit der inneren Energie.

☐ Stärken Sie die *Muskeln des unteren Bauchraumes*, indem Sie sie willentlich, mit oder ohne Atmung, nach außen weiten und nach innen ziehen.

☐ Benützen Sie Ihre Fingerspitzen und Handflächen, um damit, wann immer es nötig ist, die Bewegungen der *Bauchmuskeln* zu unterstützen und zu kontrollieren.

Lektion 1

Den Atem führen

Lektion 1 gibt eine Einführung in eine natürliche, einfache und wirkungsvolle Methode der Atembeherrschung. Die vier darin angegebenen Übungen dienen der Dehnung der Rumpfmuskulatur im Bereich des Bauches und des unteren Rückens. Diese Muskeln spielen eine ganz wesentliche Rolle für die Tiefenatmung, die bei gesunden kleinen Kindern noch natürlich ist und häufig verlorengeht, wenn man älter wird.

Durch Nachlässigkeit und mangelnde Bewegung werden die Muskeln der Bauchwände und des unteren Rückens steif und unempfänglich. In unserer Gesellschaft entspricht ein sichtbarer Bauch nicht dem Schönheitsideal. Das ist ein weiterer Grund, warum die tiefe Zwerchfellatmung so oft vermieden wird. Unsere Atemübungen hier – und auch andere, wenn sie richtig ausgewählt sind – lassen die Bauchmuskeln nicht hervortreten. Im Gegenteil, die Entwicklung dieser Muskeln verringert ihre Schlaffheit und gibt ihnen Kraft und Elastizität. Zudem lernt man, wenn man es gerne möchte, den Magen einzuziehen.

In Lektion 1 wird auch ein bewußtes Gefühl für die Einatmung vermittelt und für dabei spürbare Weite im hinteren Bereich der Nase und des Rachens. Die Augentropfer-Autosuggestion betont genau diese Empfindung, da man sich bei ihr die Verbindung von Nase und Rachen als einen weiten Kanal vorstellt, durch den die Luft tief und ungehindert einströmen kann.

Wenn man mit den Übungen erst einmal vertraut ist, kann man diese Lektion in fünf bis zehn Minuten durchführen, aber man muß darauf achten, daß man sie nicht einfach nur schnell mal absolviert oder Einzelheiten überspringt. Die Übungen dieser Lektion führen in Bewegungen und Empfindungen ein, die für alle folgenden Lektionen von Bedeutung sind. Üben Sie sie zweimal täglich, mindestens drei Tage lang, bis Sie mit allen Übungen wirklich ganz vertraut sind.

ÜBUNG 1

Dehnung der Bauchmuskeln

Im Sitzen sind alle Muskeln, vor allem die der Beine, viel entspannter. In dieser Stellung ist es leicht, die Aufmerksamkeit auf die Bauchmuskeln zu konzentrieren.

Es ist wichtig, ganz gerade zu sitzen, um den richtigen Winkel mit Gesäß und Oberkörper zu bilden. Der Bereich des unteren Bauches kann sich so am besten nach oben ausdehnen, wodurch wiederum das Atemvolumen erhöht wird.

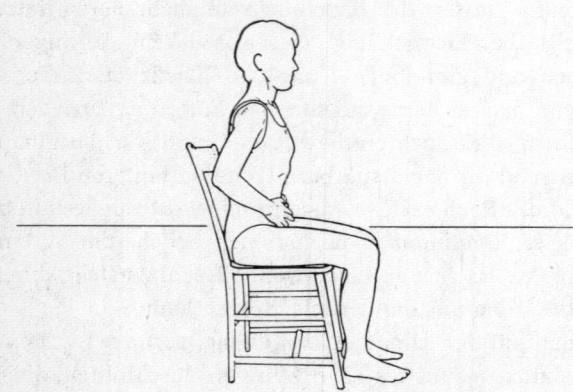

Abb. 4

52

1. Sitzen Sie gerade auf einem Stuhl, die Füße auf dem Boden, ungefähr 10 bis 15 cm auseinander.

2. Legen Sie Ihre Hände auf Ihren unteren Bauch, die Handflächen nach innen, die Fingerspitzen berühren sich nicht (vgl. Abb. 4).

3. Geben Sie die Zungenspitze hinter Ihre unteren Schneidezähne. Atmen Sie durch den Mund aus, indem Sie sanft durch die leicht geschürzten Lippen blasen und langsam von eins bis sechs zählen. Beginnen Sie die Ausatmung im Bauch, senken Sie dabei gleichzeitig die Bauchdecke nach innen, und üben Sie mit den Fingerspitzen einen entsprechenden Druck aus. Bei »sechs« verstärken Sie den Druck, um den Bauch völlig zu leeren.

4. Geben Sie die Zungenspitze hinter Ihre oberen Schneidezähne. Atmen Sie durch die Nase ein, spüren Sie dabei die weite Öffnung im hinteren Nasen- und Rachenbereich, und zählen Sie dabei langsam von eins bis sieben. Dehnen Sie gleichzeitig die untere Bauchdecke nach außen. Bei »sieben« atmen Sie ganz besonders intensiv ein, und dehnen Ihren Bauch aus, so weit es geht.

5. Wiederholen Sie die Atemfolge (Punkt 3 und 4) ohne Unterbrechung dreimal.

6. Entspannen Sie sich.

7. Wiederholen Sie die Atemfolge (Punkt 3 und 4) viermal.

8. Entspannen Sie sich ein paar Minuten, bevor Sie weitergehen zu Übung 2.

ÜBUNG 2

Dehnung der Muskeln im unteren Rücken

Wenn Sie sich aus dem Sitzen nach vorne beugen, werden die Muskeln des unteren Rückens optimal gedehnt, und die Luft kann leicht in diesen Bereich hinein geatmet werden.

Fassen Sie mit den Händen die Fußgelenke, und drehen Sie dabei die Ellbogen nach außen, damit wird der ganze untere Rücken noch mehr gedehnt und geweitet.

Es ist wichtig, daß die Füße ca. 20 bis 25 cm weit auseinander stehen. Wenn die Füße zu nahe beieinander sind, behindert dies den unteren Bauchmuskel; stehen sie zu weit auseinander, bildet sich leicht ein Hohlkreuz, da das Steißbein nach außen geschoben wird, und die untere Rückenmuskulatur wird in ihrer Funktion eingeschränkt.

1. Sitzen Sie aufrecht auf einem Stuhl, die Füße 20 bis 25 cm weit auseinander auf dem Boden. Geben Sie die Hände auf den Schoß, die Handflächen nach unten. Drehen Sie die Handflächen nach innen, die Daumen zeigen zum Körper, und drehen Sie dabei die Ellenbogen nach außen und nach vorne. Fassen Sie sanft um die Oberschenkel herum, die Daumen liegen an der Außenseite und die Finger innen (vgl. Abb. 5).

2. Beugen Sie sich allmählich nach vorne, und lassen Sie dabei die Hände langsam die Beine hinuntergleiten bis zu den Fußgelenken (vgl. Abb. 6). Halten Sie die Knöchel fest (oder die Beine so weit unten, wie es Ihnen bequem möglich ist). Beugen Sie den Kopf Richtung Boden, und drehen Sie die Ellbogen noch weiter nach außen. Konzentrieren Sie sich in dieser Stellung auf den unteren Rücken und das Steißbein.

3. Halten Sie den Kopf unten, und legen Sie die Zungenspitze an die unteren Schneidezähne. Atmen Sie durch den Mund aus, indem Sie sanft durch die leicht geschürzten Lippen blasen, und zählen Sie langsam von eins bis vier. Gleichzeitig senkt sich langsam der untere Bauch.

4. Halten Sie den Atem an, und bleiben Sie zwei Sekunden ganz regungslos.

5. Legen Sie die Zungenspitze an die oberen Schneidezähne. Atmen Sie durch die Nase ein, spüren Sie dabei die weite Öffnung im hinteren Nasen- und Rachenbereich, und zählen Sie dabei langsam von eins bis fünf. Lenken Sie die Atemluft in den unteren Rumpf. Stellen Sie sich vor, daß die Wirbelsäule mit dem Einatmen immer länger wird und sich der untere Rükken aufbläht. Dehnen Sie bei »fünf« die Seiten des unteren Rumpfes durch besonders tiefes Atmen noch weiter aus.

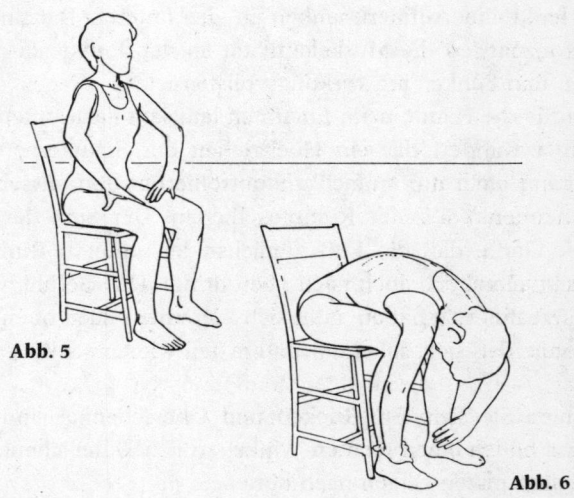

Abb. 5

Abb. 6

6. Halten Sie den Atem an, und bleiben Sie drei Sekunden ganz regungslos.

7. Wiederholen Sie die Stufen 1 bis 6 viermal.

8. Setzen Sie sich ganz langsam auf. Atmen Sie aus.

9. Entspannen Sie sich ein paar Minuten, bevor Sie zu Übung 3 weitergehen.

ÜBUNG 3

Dehnung der unteren Rumpfmuskulatur

Wenn man kniend die Oberschenkel so weit wie möglich auseinanderspreizt, weitet man damit den unteren Rumpf. Diese Stellung lenkt die Aufmerksamkeit in die unteren Bauchmuskeln und konzentriert die Muskelaktivität an den Punkt, an dem das Heben und Senken am wirkungsvollsten ist.
Wenn Sie die Hände beim Einatmen langsam nach unten gleiten lassen, verhindert das ein Hochziehen der Schultern, und die Luft kann nicht nur einfach unkontrollierbar und ausschließlich in den oberen Teil des Rumpfes fließen. Der Sinn der Übung besteht darin, daß die Luft zunächst den unteren Rumpf füllt und erst allmählich auch nach oben dringt. Das Gefühl, vollständig eingeatmet zu haben, muß sich von unten nach oben fortsetzen, ohne daß sich dabei der untere Teil wieder senkt.

1. Knien Sie sich hin. Rücken und Oberschenkel sind gerade und bilden einen rechten Winkel zu den Unterschenkeln, die Zehenspitzen zeigen nach hinten.

2. Spreizen Sie die Knie so weit wie möglich, ohne dabei den Körper zu beugen.

3. Geben Sie die Hände auf die Hüften, die Handflächen nach innen, die Finger zeigen nach unten und die Daumen nach vorne. Spreizen Sie die Ellenbogen zur Seite (vgl. Abb. 7).

4. Geben Sie die Zungenspitze an die unteren Schneidezähne. Atmen Sie durch den Mund aus, indem Sie sanft durch die leicht geschürzten Lippen blasen, und zählen Sie langsam von eins bis sechs. Gleichzeitig senkt sich der untere Bauch.

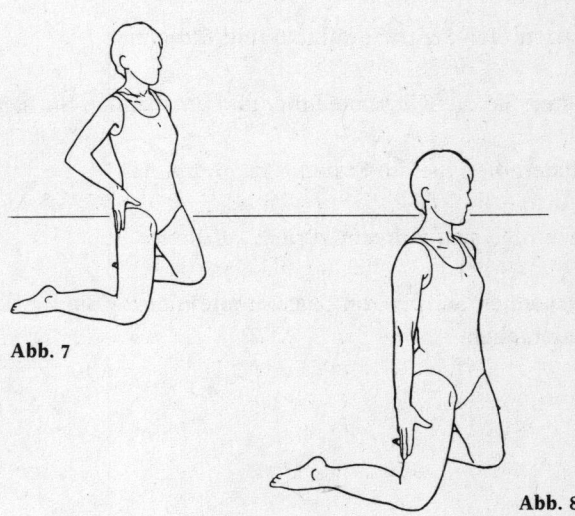

Abb. 7

Abb. 8

5. Legen Sie die Zungenspitze an die oberen Schneidezähne. Atmen Sie durch die Nase ein, spüren Sie dabei die weite Öffnung im hinteren Nasen- und Rachenbereich, und zählen Sie dabei langsam von eins bis sieben. Heben Sie gleichzeitig den unteren Bauch, und lassen Sie die Hände die Oberschenkel entlang nach unten gleiten, bis die Arme gerade sind (vgl. Abb. 8).

6. Geben Sie die Zungenspitze an die unteren Schneidezähne. Atmen Sie durch den Mund aus, und zählen Sie dabei von eins bis sechs. Ziehen Sie gleichzeitig die Hände wieder langsam hoch – in ihre ursprüngliche Stellung auf den Hüften –, und senken Sie den unteren Bauch.

7. Wiederholen Sie die Punkte 5 und 6 dreimal.

8. Halten Sie die Körperstellung, und entspannen Sie sich kurz.

9. Wiederholen Sie die Stufen 4 bis 6 dreimal.

10. Setzen Sie sich aufrecht zurück auf Ihren Stuhl.

11. Entspannen Sie sich ein paar Minuten, bevor Sie zu Übung 4 weitergehen.

ÜBUNG 4

Dehnung der vorderen und rückwärtigen unteren Rumpfmuskulatur

Die aufrechte Haltung im Stehen bewirkt keinerlei Dehnen und Weiten der Rumpfmuskulatur. Diese neutrale Stellung verlangt ein höheres Maß an geistiger Kontrolle über die Bauch- und Rükkenmuskeln, um die erwünschte Wirkung auf den Körper zu erreichen.

Wenn Sie die Hände auf dem Rücken falten und sie nach unten ziehen, hält das die Schultern davon ab, nach oben zu gehen, wenn Sie den vorderen Rumpf ausdehnen. Das Vorwärtsbeugen beim Ausatmen unterstützt die Kontraktion der unteren Bauchmuskulatur. Und wenn Sie sich dann mit dem Einatmen wieder aufrichten, fließt die Atemluft leicht in den unteren Bauch hinein.

1. Stehen Sie aufrecht, die Füße ungefähr 45 bis 50 cm weit auseinander.

2. Halten Sie den Kopf gerade, und lassen Sie das Kinn nicht sinken (vgl. Abb. 9).

3. Geben Sie die Hände hinter dem Rücken zusammen, die Handflächen nach unten, die Finger verschränkt.

4. Ziehen Sie die verschränkten Hände so weit wie möglich nach unten, aber achten Sie darauf, daß Sie kein Hohlkreuz machen (vgl. Abb. 10).

5. Geben Sie Ihre Zungenspitze an die unteren Schneidezähne. Atmen Sie durch den Mund aus, indem Sie sanft durch die

leicht geschürzten Lippen blasen und von eins bis sechs zählen. Beugen Sie sich gleichzeitig allmählich so weit wie möglich nach vorne, und senken Sie die Bauchdecke (vgl. Abb. 11).

6. Legen Sie die Zungenspitze an die oberen Schneidezähne. Atmen Sie durch die Nase ein, spüren Sie die Weite im hinteren Nasen- und Rachenbereich, zählen Sie langsam von eins bis fünf. Dehnen Sie gleichzeitig die untere Bauchdecke, und richten Sie sich wieder zu der ursprünglichen stehenden Haltung auf, wie es in den Stufen 1 bis 4 beschrieben ist.

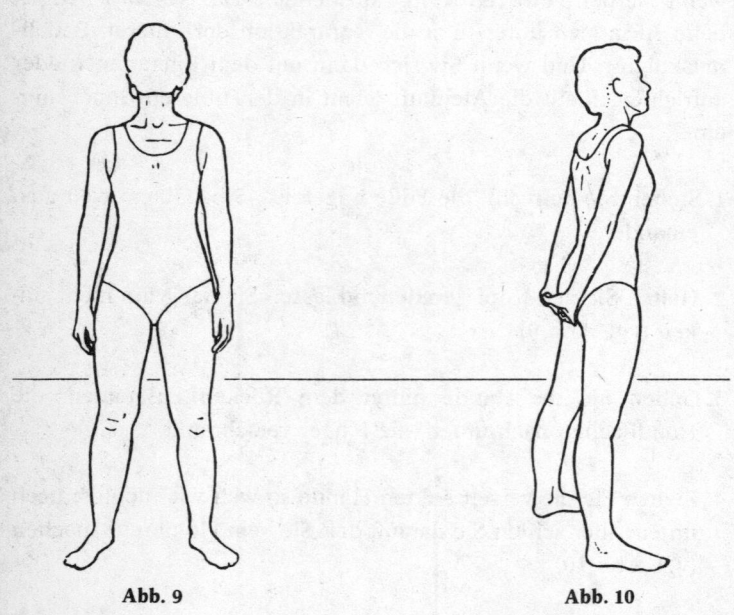

Abb. 9   Abb. 10

7. Wiederholen Sie die Punkte 5 und 6 fünfmal.

8. Atmen Sie aus, entspannen Sie sich, und ruhen Sie sich aus.

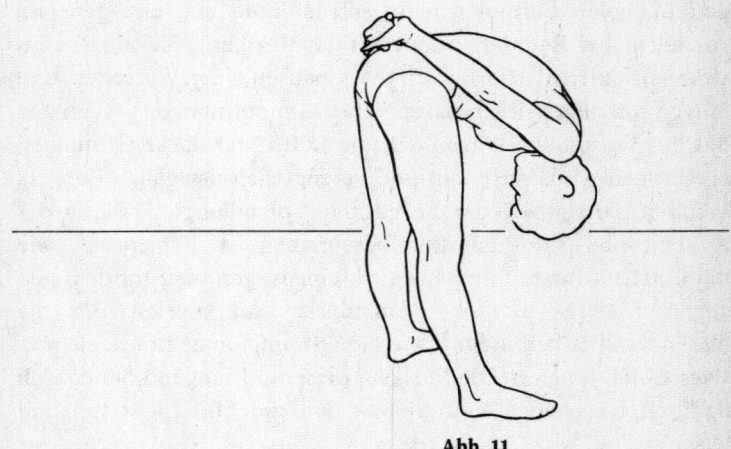

Abb. 11

Gedanken zu Lektion 1

Die Dinge, auf die es in Lektion 1 ankommt, sind nicht schwierig, dennoch ist es häufig so, daß das Einfachste auch am leichtesten übersehen wird. Eine ausgesprochen instinktive Handlung, wie das Gehen z.B., erweist sich oft als schwierig oder geradezu unmöglich.

Zusätzlich zu den bereits in Lektion 1 anhand der Übungen 1 bis 4 behandelten Punkten müssen noch zwei grundsätzliche geistige Dinge festgestellt werden.

Stellen Sie sich erstens den Atemvorgang immer in der Reihenfolge Ausatmung–Einatmung vor, nicht umgekehrt. Während jeder Entspannung verbleibt immer etwas Luft in der Lunge; indem Sie zunächst diese überflüssige Luft ausatmen, sind Sie wieder für eine bewußte Einatmung bereit.

Zweitens sollte das Aus- und Einströmen der Luft (Ausatmung und Einatmung) kein hörbares Geräusch verursachen. Ein geräuschvolles Luftholen wirkt sehr störend und unangenehm, vor allem bei Rednern, Sängern und Musikern, die ein Blasinstrument spielen. Die kurzen Atempausen beim Sprechen und Singen verlangen freie Nasen- und Mundöffnungen. Wenn Sie mit der Vorstellung atmen, daß die Luft durch diese Öffnungen eingesogen wird, verspannt und verengt sich der ganze Bereich. Wenden Sie statt dessen die geistige Vorstellung an, die in der Augentropfer-Autosuggestion beschrieben ist. Fühlen Sie, wie die Luft von Ihrem unteren Bauch eingesogen wird (in dem geistigen Bild ist es die Gummiblase) und gleichzeitig die Nasen-Rachen-Verbindung wie die Öffnung einer Röhre als passives Gefäß fungiert. Die Muskeln dieser Öffnungen können sich dadurch entspannen und weiten, und die Luft fließt frei und leise.

Koordination des Atems

Wenn die Zunge verspannt ist und wie ein unbeweglicher Klumpen hinten im Rachen sitzt, behindert sie den freien Atemfluß und beeinträchtigt die Sprache. Spannungen in der Zunge übertragen sich auf den Rachen, die Schultern, den Brustkorb und die Bauchmuskeln und halten die eingeatmete Luft davon ab, frei in die ganze Lunge zu fließen. Eine entspannte Zunge ist für die tiefe Atmung von entscheidender Bedeutung.

Von der Zungenspitze bis zur Magengrube besteht eine zusammenhängende Muskelverbindung. Wenn man lernt, die Zungenspitze zu entspannen und die Spannung geistig an den Solarplexus abzugeben, löst dies die Spannungen in der Zunge und stimuliert zugleich das Sonnengeflecht.

Öffnen Sie den Mund weit, wenn Sie die Zungenübungen dieser Lektion machen, und geben Sie damit der Zunge und dem Atem ausreichend Raum für freie Bewegungen. Einige wenige Menschen haben eine schwach ausgebildete Kiefergelenksmuskulatur. Achten Sie deswegen darauf, daß Sie diese Muskeln nicht durch übertriebene Kieferbewegungen über einen längeren Zeitraum hinweg überanstrengen. Eine sanfte Fingermassage bringt sofort Erleichterung, sollten Sie sich die Kiefergelenke doch einmal etwas verzerrt haben.

WIEDERHOLUNG DER ÜBUNGEN 1, 2 UND 4 AUS LEKTION 1

Die Wiederholungsübungen sind ein unerläßlicher Bestandteil der Lektionen. Sie sind jeweils einer bestimmten Gruppe von Übungen mit einer speziellen Zielsetzung zugeordnet. Wenn Sie die Übungen in der richtigen Reihenfolge machen, werden Sie ihre Beziehungen untereinander erkennen. Bei der Wiederholung werden Ihnen die verstärkenden Eigenschaften verschiedener Übungen bewußter werden. Die Wiederholung bestimmter Übungen in einer bestimmten Reihenfolge erleichtert auch den Übergang zu den neuen Übungen.

Wiederholen Sie die Übungen 1, 2 und 4, und nehmen Sie die Empfindungen von Lektion 1 wieder auf. Bei der Übung 4 können Sie die Anzahl der Wiederholungen von fünf auf drei verringern. Gehen Sie dann weiter zu Übung 5.

ÜBUNG 5

Entspannung der Zunge

Diese Übung dehnt und weitet die Sehnen und Muskeln des Nackens und löst eventuelle Spannungen und Ticks.

Wenn Sie die hinter dem Rücken verschränkten Arme dehnen, ziehen sich die Schultern nicht hoch, und man verhindert damit, daß die eingeatmete Luft den oberen Teil des Rumpfes überflutet und der freie Fluß in den Bauchraum blockiert wird.

Führen Sie die Übung 5 möglichst vor dem Spiegel aus. Es ist wichtig, daß Sie die Mund- und Zungenbewegungen aus der Nähe überprüfen können. Achten Sie während dieser Übung darauf, daß Sie bei den Mund- und Zungenbewegungen die Schultern nicht hochziehen. Die Zunge sollte die ganze Zeit entspannt bleiben.

1. Stehen Sie, die Füße 25 bis 30 cm auseinander.

2. Geben Sie den Kopf so weit wie möglich in den Nacken; richten Sie ihn dann wieder auf, wobei er ganz leicht zurückgebeugt bleibt.

3. Fassen Sie die Hände hinter dem Rücken, und verschränken Sie die Finger.

4. Senken Sie die verschränkten Hände bis zum Gesäß, aber achten Sie darauf, daß Sie kein Hohlkreuz machen.

5. Öffnen Sie den Mund weit, und berühren Sie mit den oberen Schneidezähnen die Zunge ungefähr 1 bis 2 cm unterhalb der Zungenspitze (vgl. Abb. 12).

6. Atmen Sie durch den Mund ein, während Sie langsam von eins bis drei zählen, und heben Sie den unteren Bauch.

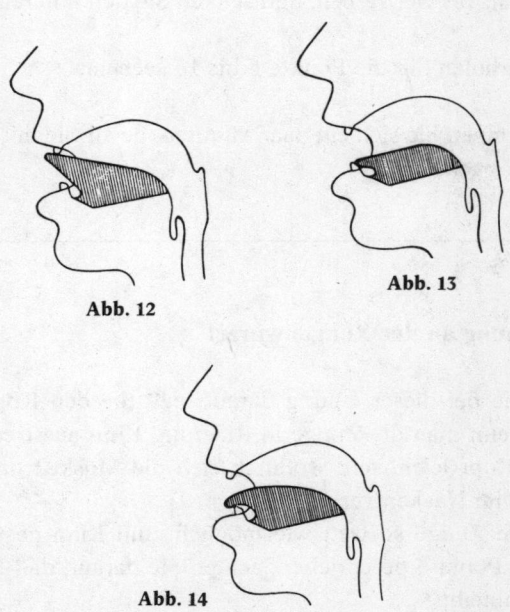

Abb. 13

Abb. 12

Abb. 14

7. Geben Sie die Zungenspitze an die unteren Schneidezähne (vgl. Abb. 13). Atmen Sie durch den Mund aus, indem Sie sanft blasen und langsam von eins bis vier zählen. Gleichzeitig senkt sich der untere Bauch.

8. Öffnen Sie den Mund noch einmal weit, und berühren Sie mit den unteren Schneidezähnen die Zunge ungefähr 1 bis 2 cm unterhalb der Zungenspitze (vgl. Abb. 14).

9. Atmen Sie durch den Mund ein, während Sie langsam von eins bis drei zählen, und heben Sie den unteren Bauch.

10. Geben Sie die Zungenspitze an die unteren Schneidezähne (vgl. Abb. 13). Atmen Sie durch den Mund aus, während Sie von eins bis vier zählen, und senken Sie den unteren Bauch.

11. Wiederholen Sie die Punkte 5 bis 10 sechsmal.

12. Entspannen Sie sich ein paar Minuten, bevor Sie mit Übung 6 weitermachen.

ÜBUNG 6

Entspannung an der Zungenwurzel

Achten Sie bei dieser Übung darauf, daß Sie den Kopf gerade halten. Wenn man die Zunge in Richtung Kinn ausstreckt, neigt sich der Kopf leicht mit, wodurch sich die Muskeln unter dem Kinn und im Nacken versteifen.
Wenn Ihre Zunge so weit wie möglich zum Kinn gestreckt ist, wie unter Punkt 5 beschrieben, achten Sie darauf, daß Ihr Mund weit offenbleibt.

1. Stehen Sie aufrecht, die Füße 25 bis 30 cm auseinander.

2. Legen Sie den Kopf so weit wie möglich in den Nacken. Heben Sie ihn dann wieder, so daß er nur ganz leicht zurückgeneigt ist. Lassen Sie das Kinn nicht hängen.

3. Fassen Sie die Hände hinter dem Rücken, und verschränken Sie die Finger.

4. Geben Sie die verschränkten Hände hinunter bis zum Gesäß, aber achten Sie darauf, daß Sie kein Hohlkreuz machen.

5. Öffnen Sie den Mund weit, und dehnen Sie das Kiefergelenk. Strecken Sie die Zunge so weit wie möglich Richtung Kinn aus (vgl. Abb. 15).

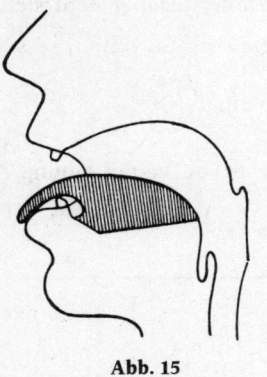

Abb. 15

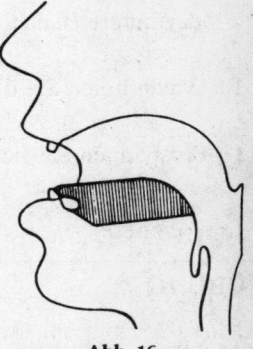

Abb. 16

6. Halten Sie den Mund weit geöffnet und die Zunge herausgestreckt. Atmen Sie aus, indem Sie leicht blasen und langsam von eins bis vier zählen. Gleichzeitig senkt sich der untere Bauch.

7. Halten Sie die Stellung von Mund und Zunge, wie unter den Punkten 5 und 6 beschrieben. Atmen Sie durch den Mund ein, während Sie langsam von eins bis drei zählen, und heben Sie dabei den unteren Bauch.

8. Halten Sie den Mund geöffnet, und geben Sie die entspannte Zunge an die unteren Schneidezähne (vgl. Abb. 16). Atmen Sie durch den Mund aus, und zählen Sie dabei langsam von eins bis vier. Gleichzeitig senkt sich der untere Bauch.

9. Halten Sie die Stellung von Mund und Zunge, wie unter Punkt 8 beschrieben. Atmen Sie durch den Mund ein, während Sie langsam von eins bis drei zählen. Dabei hebt sich der untere Bauch.

10. Wiederholen Sie die Stufen 5 bis 9 fünfmal.

11. Entspannen Sie sich ein paar Minuten, bevor Sie mit Übung 7 weitermachen.

ÜBUNG 7

Aktivierung der Zungenmuskulatur

Die Silbe »toh«, die wir in dieser Übung verwenden, ist ein stimmloser Hauchlaut, wie ein Flüstern, der dadurch entsteht, daß man den Atem schnell freiläßt. Es klingt wie »Tor« ohne »r«, nur daß dabei der Kehlkopf nicht mit einbezogen wird. Die Luft wird zwischen den Zähnen und der Zungenspitze herausgestoßen und erzeugt einen stimmlosen Ausbruch.

Ein doppelter »Toh-toh«-Laut wird durch zwei aufeinanderfolgende, explosiv austretende Laute erzeugt; dabei bewegt man nur die Bauchmuskulatur, und es wird nicht zwischengeatmet.

AUTOSUGGESTION

Kanonenkugel

Stellen Sie sich einen freien Kanal von der Magengrube bis zur Zungenspitze vor, während Sie die »Toh«-Laute von sich geben. Es ist hilfreich, wenn man sich die »Tohs« als Kanonenkugeln vorstellt, die von der Magengrube durch den Kanal bis zur Zungenspitze und noch darüber hinaus geschossen werden.

Das ruckartige Einziehen (rasches Senken) des Bauches in den folgenden Übungen wird nur mit den unteren Bauch- und Rückenmuskeln gemacht. Die Bewegungen des oberen Rumpfes und des Brustkorbs sind natürliche Reaktionen auf die Bewegungen des Bauches. Die Schultern, der obere Rücken und der Brustkorb werden nicht nach oben geschoben oder gestoßen.

1. Sitzen Sie aufrecht auf einem Stuhl, das Gesicht blickt nach vorne. Die Füße stehen auf dem Boden, ca. 15 bis 20 cm weit auseinander, die Zehenspitzen zeigen leicht nach außen. Geben Sie die Hände auf den unteren Bauch, die Handflächen sind nach innen gerichtet, und die Fingerspitzen berühren sich fast.

2. Geben Sie die Zungenspitze an die unteren Schneidezähne. Atmen Sie durch den Mund aus, indem Sie leicht durch die geschürzten Lippen blasen und dabei langsam von eins bis

sechs zählen. Senken Sie gleichzeitig die Bauchdecke, und verstärken Sie den Druck mit Hilfe Ihrer Fingerspitzen.

3. Legen Sie die Zungenspitze fest an die oberen Schneidezähne. Atmen Sie mit geschlossenem Mund durch die Nase ein, zählen Sie dabei langsam von eins bis fünf, und heben Sie die Bauchdecke.

4. Bringen Sie die Zungenspitze zwischen die oberen und unteren Schneidezähne. Stoßen Sie die Silbe »Toh« ruckartig aus, und lassen Sie dabei den Unterkiefer sinken (vgl. Abb. 17). Ziehen Sie die Zunge nicht in den Rachen zurück, sondern lösen Sie einfach die Zungenspitze von den Zähnen, wenn sich das Kinn senkt. Ziehen Sie gleichzeitig die untere Bauchdecke nach innen ein, helfen Sie dabei durch den Druck Ihrer Fingerspitzen nach.

5. Atmen Sie die verbliebene Luft aus.

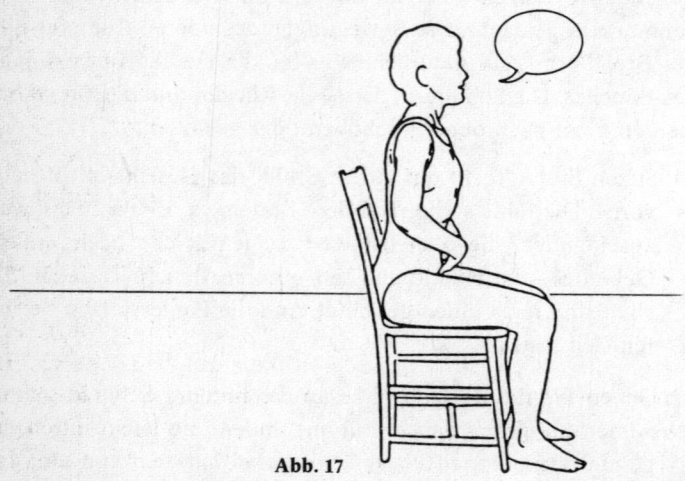

Abb. 17

6. Wiederholen Sie die Stufen 3 bis 5 zehnmal.

7. Entspannen Sie sich, und ruhen Sie sich einen Augenblick aus.

8. Wiederholen Sie noch einmal die Stufen 3 bis 6, und ersetzen Sie das einfache »Toh« durch ein doppeltes »Toh-Toh« (staccato).

9. Wiederholen Sie Punkt 8 zehnmal.

10. Entspannen Sie sich, und ruhen Sie sich kurz aus.

ÜBUNG 8

Beherrschung der Zungenspitze und der Zungenwurzel

Diese Übung möchte das Bewußtsein für die *Hara-Energie* erwecken. Die Silbe »Tse« ist ein knapper, stimmloser Zischlaut, der durch einen ununterbrochenen Atemfluß verursacht wird. Er wird gebildet, indem man die oberen und unteren Zähne aufeinanderlegt, aber nicht zu fest zusammenbeißt. Legen Sie die Zungenspitze sanft gegen die Schneidezähne. Es ist wichtig, die Zunge nicht zu fest an die Zähne zu pressen, denn das führt zu Verspannungen im Nacken und in der Zunge. Atmen Sie gleichmäßig fließend auf »Tse«, nicht nur auf »Se« aus.

Der Druck wird zwar durch das gleichmäßige Einziehen der Bauchdecke verursacht, aber achten Sie darauf, dabei nicht zu übertreiben und den Bauch nicht zu stark nach innen zu ziehen. Man kann dem entgegenwirken, indem man sich vorstellt, daß sich der Bauch innen ausdehnt, wenn sich die Bauchdecke senkt.

Auf diese Art und Weise erhält man eine kontrollierte Spannung der Bauchdecke.

1. Sitzen Sie aufrecht auf einem Stuhl, den Kopf leicht zurückgelehnt. Die Füße stehen 15 bis 20 cm auseinander, die Zehenspitzen weisen leicht nach außen. Geben Sie die Hände auf den unteren Bauch, die Handflächen nach innen, die Fingerspitzen berühren sich beinahe.

2. Legen Sie die Zungenspitze sanft an die unteren Schneidezähne. Atmen Sie durch den Mund aus, indem Sie durch die leicht geschürzten Lippen blasen und dabei langsam von eins bis sechs zählen. Gleichzeitig ziehen Sie die Bauchdecke ein, die Fingerspitzen verstärken den Druck.

3. Geben Sie die Zungenspitze fest an die oberen Schneidezähne. Atmen Sie durch die Nase ein, zählen Sie dabei langsam von eins bis fünf, und heben Sie den unteren Bauch.

4. Legen Sie die oberen und unteren Zähne aufeinander; beißen Sie sie aber nicht fest zusammen. Legen Sie die Zungenspitze an die Innenseite der Schneidezähne.

5. Atmen Sie mit dem »Tse«-Laut aus (vgl. Abb. 18), während Sie abwechselnd die folgenden Übungen machen:
   □ Rollen Sie den Kopf einmal im und einmal gegen den Uhrzeigersinn.
   □ Wippen Sie mit den Schultern zweimal auf und ab.

6. Während Sie auf »Tse« ausatmen, werden Sie tief in Ihrem Bauch einen zentralen Punkt spüren, der sich langsam zusammenzieht. Sie fangen jetzt an, Ihr Sonnengeflecht zu erspüren und es bewußt wahrzunehmen. Fahren Sie mit dem

Ausatmen auf »Tse« fort, bis der Atem vollkommen erschöpft ist.

7. Halten Sie die ausgeatmete Stellung ein paar Sekunden lang. Pressen Sie dann die Bauchmuskeln, unterstützt von Ihren Fingerspitzen noch einmal, und stoßen Sie die etwaige Restluft mit einem »Tse« aus.

8. Atmen Sie sofort tief durch die Nase ein, die Zungenspitze liegt dabei fest an den oberen Schneidezähnen. Lassen Sie den Atem zur Ruhe kommen, und halten Sie ihn ein paar Sekunden an.

9. Atmen Sie aus, und entspannen Sie sich ein bis zwei Minuten lang. Wiederholen Sie die Stufen 2 bis 8 dreimal, und ruhen Sie sich zwischen jeder Wiederholung aus.

10. Entspannen Sie sich, und ruhen Sie sich kurz aus.

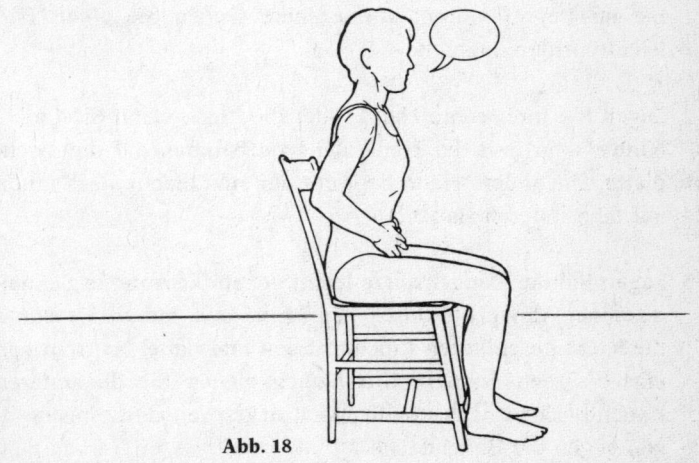

Abb. 18

ÜBUNG 9

Weitere Beherrschung der Zunge

Diese Übung will vermitteln, wie Sie eine ständige Kontrolle über den Solarplexus, sei es beim Sitzen, Stehen, Gehen, Laufen, Springen oder bei irgendwelchen anderen Bewegungen, erreichen können.

Wenn Sie sich bei Punkt 6 vom Sitzen aufrichten, achten Sie darauf, daß Sie die Konzentration nicht vom Sonnengeflecht, dem Zentrum im unteren Bauch, weggleiten lassen.

Achten Sie bei Punkt 7 ganz besonders darauf, die Konzentration nicht auf den Brustkorb, die Schultern oder den Nacken zu verlagern. Drücken Sie unaufhörlich mit den Fingerspitzen auf den unteren Bauch, das wirkt dieser Gefahr entgegen.

1. Sitzen Sie aufrecht vor einem Tisch. Stellen Sie die Füße auf den Boden, und verlagern Sie Ihr Gewicht darauf, so als ob Sie im Begriff wären, aufzustehen. Geben Sie einen Fuß leicht vor den anderen.

2. Legen Sie Ihre rechte Hand (oder die linke, wenn Sie Linkshänder sind) mit der Handfläche nach unten auf die Tischplatte. Die andere Hand liegt mit der Handfläche nach innen auf dem unteren Bauch.

3. Legen Sie die Zungenspitze leicht gegen die unteren Schneidezähne. Atmen Sie durch den Mund aus, indem Sie durch die leicht geschürzten Lippen blasen und dabei langsam von eins bis sechs zählen. Gleichzeitig ziehen Sie die unteren Bauchmuskeln nach innen und drücken mit den Fingerspitzen gegen die Bauchdecke.

4. Geben Sie die Zungenspitze fest gegen die oberen Schneidezähne. Atmen Sie tief durch die Nase ein, und zählen Sie dabei langsam von eins bis fünf. Gleichzeitig hebt sich der Bauch.

5. Geben Sie die Zähne zusammen, aber beißen Sie nicht zu. Legen Sie die Zunge sanft gegen die Schneidezähne, und halten Sie den Druck der Luft im unteren Bauch.

6. Atmen Sie auf den ausgehaltenen »Tse«-Laut, wie er in Übung 8 beschrieben ist, aus (vgl. Abb. 19). Stehen Sie gleichzeitig auf, und halten Sie die Balance mit Hilfe der Hand auf dem Tisch. Ziehen Sie die Schultern nicht hoch, und beugen Sie den Körper nicht nach vorne.

7. Wenn Sie aufrecht stehen, fahren Sie mit dem »Tse« Laut fest und gleichmäßig fort, und unterstützen Sie den Atem mit den unteren Bauch- und Rückenmuskeln (vgl. Abb. 20).

Abb. 19   **Abb. 20**

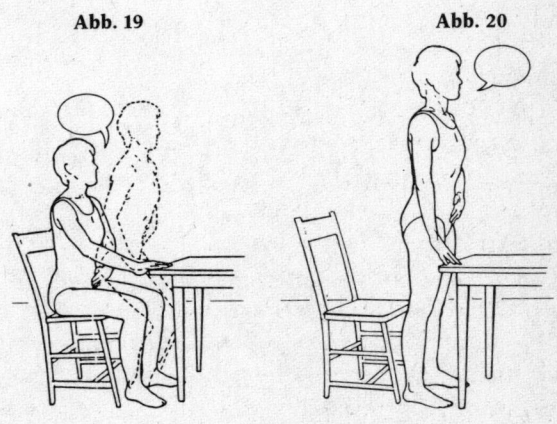

8. Wenn Sie völlig ausgeatmet haben, verbleiben Sie zwei oder drei Sekunden in dieser Stellung. Blasen Sie dann kräftig aus, und ziehen Sie die Bauchdecke ein, um etwaige Restluft zu entfernen.

9. Atmen Sie sofort tief durch die Nase ein, die Zungenspitze liegt fest an den oberen Schneidezähnen. Halten Sie den Atem ohne Anstrengung ein paar Sekunden an.

10. Atmen Sie dreimal langsam und tief aus und ein, und senken und heben Sie dazu den Bauch.

11. Entspannen Sie sich, und ruhen Sie sich einen Augenblick aus.

12. Wiederholen Sie diese Übung dreimal, mit einer Pause zwischen jeder Wiederholung.

Ausdehnung des Atems bis in den unteren Rumpf

Eine Sitzhaltung mit gekreuzten Beinen ist am besten geeignet, das Bewußtsein in den unteren Rumpf zu konzentrieren, denn in dieser Stellung wird dieser Bereich besonders betont. Das Gewicht des Rumpfes und der vier Gliedmaßen sammelt sich hier auf kleinem Raum und trägt den ganzen Körper. Für viele Menschen ist die Stellung mit gekreuzten Beinen sehr ungewohnt; sie ist ihnen lästig und unbequem, aber gerade das läßt die Aufmerksamkeit in diesen Bereich fließen.

Möglicherweise verspannen sich Ihre Schultern, wenn Sie mit gekreuzten Beinen sitzen. Geben Sie die Ellbogen auf die angewinkelten Knie, das wirkt dem entgegen und hält das Gewicht nach unten gerichtet. Stellen Sie sich in dieser Haltung, egal ob sie ein- oder ausatmen, vor, Sie wären eine standfeste und fest verankerte Pyramide.

Wenn es Ihnen schwerfällt, auf dem Boden mit gekreuzten Beinen zu sitzen, dann geben Sie sich ein oder mehrere feste Kissen unter das Gesäß, oder setzen Sie sich auf einen kleinen Hocker, und kreuzen Sie die Beine davor. Geben Sie die Hände mit den Handflächen nach unten auf die Knie oder mit nach innen gerichteten Fingern auf den Schoß.

1. Sitzen Sie aufrecht mit gekreuzten Beinen. Beugen Sie die Arme, und legen Sie die Ellbogen auf die Knie. Schließen Sie die Hände, indem Sie die Finger verschränken (vgl. Abb. 21).

2. Geben Sie die Zungenspitze an die unteren Schneidezähne. Atmen Sie durch die Nase aus, zählen Sie dabei langsam von eins bis vier, und senken Sie die Bauchdecke.

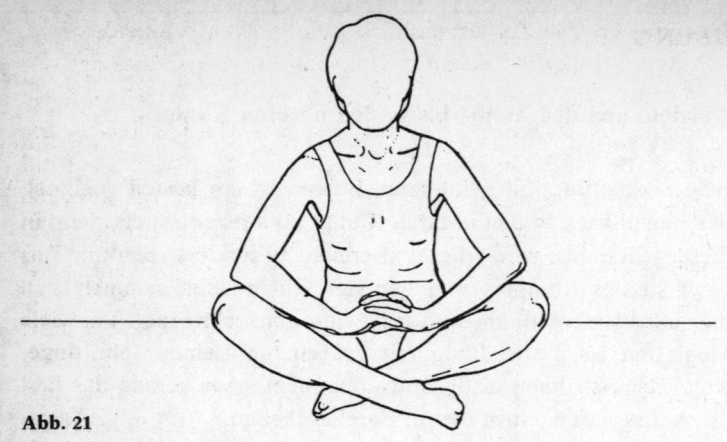

Abb. 21

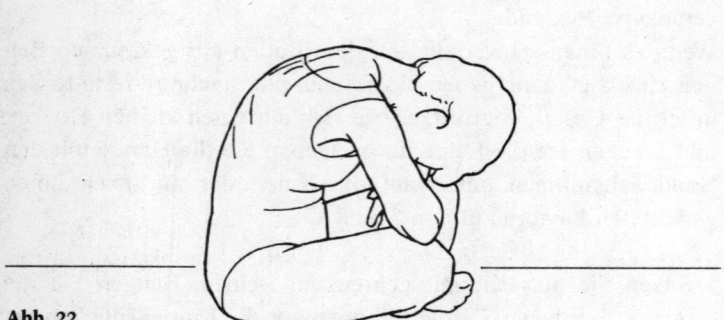

Abb. 22

3. Legen Sie die Zungenspitze an die oberen Schneidezähne. Atmen Sie durch die Nase ein, zählen Sie dabei langsam von eins bis fünf, und beugen Sie sich gleichzeitig so weit wie möglich nach vorne. Der Kopf zeigt zum Boden, blähen Sie den unteren Rücken auf. Pressen Sie mit den Ellbogen und den Unterarmen die Knie Richtung Boden (vgl. Abb. 22). Wenn Sie erhöht auf einem Kissen oder Hocker sitzen, spreizen Sie die Ellbogen und Arme vor und nach unten.

4. Geben Sie die Zungenspitze an die unteren Schneidezähne. Atmen Sie durch den Mund aus, zählen Sie dabei langsam von eins bis vier, und kehren Sie gleichzeitig langsam in Ihre Ausgangsstellung zurück. Lösen Sie den Druck der Ellbogen auf die Knie. Ziehen Sie die Bauchdecke nicht ein; lassen Sie den unteren Rücken ganz natürlich auf die Bewegung des Aufsitzens reagieren.

5. Wiederholen Sie die Punkte 3 und 4 fünfmal.

6. Legen Sie sich auf den Rücken mit ausgestreckten Beinen. Entspannen Sie sich.

ÜBUNG 11

Dehnen und Weiten der seitlichen unteren Rumpfmuskulatur

Wenn man die Hände über den Kopf hebt, dehnt man damit den Körper in der Länge. Die vorausgehenden Übungen müßten Ihren unteren Rumpf seitwärts genügend gedehnt haben, so daß Sie jetzt für die folgende Übung eine stabile, fest verankerte Grundlage haben.
In einer Folge von Links-rechts- und Vorwärts-rückwärts-Bewe-

gungen, die mit der Ein- und Ausatmung verbunden werden, lernen Sie, die Luft jeweils auf einer Seite aus dem Rumpf herauszudrücken und dann wieder, ebenfalls jeweils nur auf einer Seite, einzuziehen. Dies wird Ihnen dazu verhelfen, jede wiederholte Ein- und Ausatmung intensiver zu verspüren.

1. Stehen Sie aufrecht, die Füße schulterbreit auseinander. Die Zehenspitzen sind leicht nach außen gerichtet.

2. Heben Sie die Arme über den Kopf, und bilden Sie mit den verschränkten Fingern, Handflächen nach unten, einen Bogen (vgl. Abb. 23)

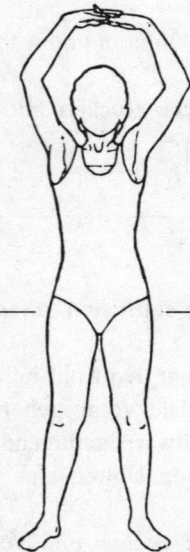

Abb. 23

3. Legen Sie die Zungenspitze leicht an die unteren Schneidezähne. Atmen Sie durch den Mund aus, indem Sie sanft durch die leicht geschürzten Lippen blasen und dabei langsam von eins bis sechs zählen. Gleichzeitig führen Sie folgende Bewegungen aus:

□ Wiegen Sie den Bogen von der Taille aus, während Sie langsam eins, zwei, drei, vier zählen, nach links-rechts-links-rechts, und senken Sie dazu den unteren Bauch (vgl. Abb. 24 und 25).

□ Kehren Sie bei fünf und sechs der Ausatmung in die Ausgangsstellung, wie sie unter Punkt 2 beschrieben ist, zurück.

4. Legen Sie die Zungenspitze fest an die oberen Schneidezähne. Atmen Sie tief durch die Nase ein, und zählen Sie dabei langsam von eins bis fünf. Gleichzeitig führen Sie folgende Bewegungen aus:

□ Beugen Sie sich von der Taille aus zu einer Brücke, bewegen Sie sich, während Sie langsam eins, zwei, drei, vier zählen, vorwärts-rückwärts-vorwärts-rückwärts, und blähen Sie dazu langsam den unteren Rücken und Bauch (vgl. Abb. 26 und 27).

□ Kehren Sie bei fünf der Einatmung zur aufrechten Haltung zurück (vgl. Abb. 23).

5. Wiederholen Sie die Punkte 3 und 4 sechsmal.

6. Atmen Sie durch den Mund aus, zählen Sie dabei langsam von eins bis acht, und senken Sie gleichzeitig den Bauch und die Arme.

7. Atmen Sie ein, entspannen Sie sich, und ruhen Sie sich einen Augenblick aus.

8. Wiederholen Sie diese Übung noch dreimal, und machen Sie zwischen jeder Wiederholung eine Pause.

9. Entspannen Sie sich, und ruhen Sie sich aus.

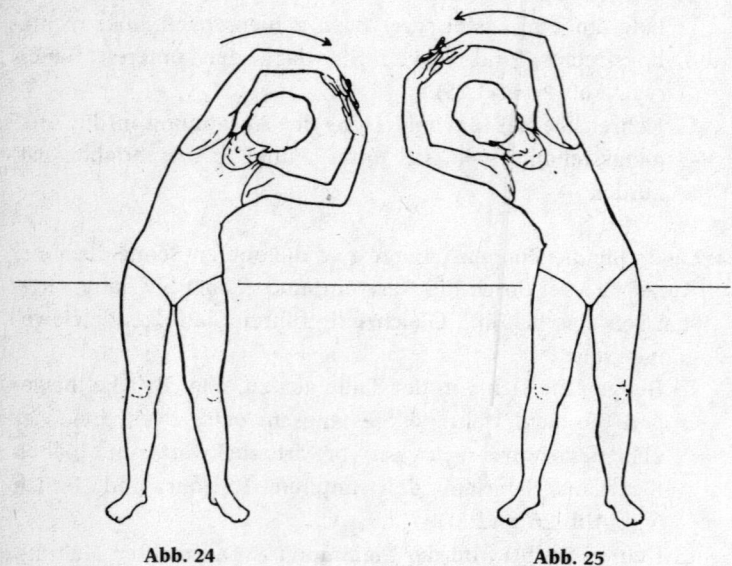

Abb. 24   Abb. 25

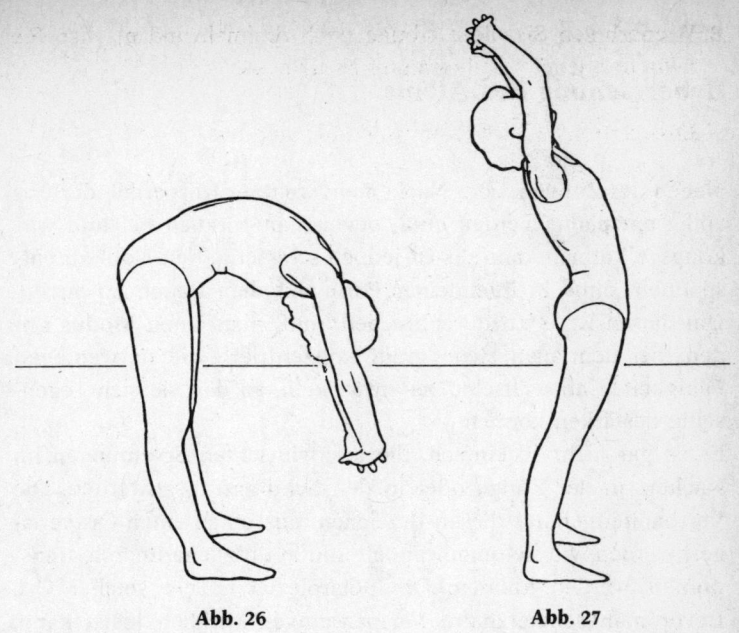

Abb. 26   **Abb. 27**

Gedanken zu Lektion 2

Ihre Muskeln sollten jetzt schon sensibler und empfindungsfähiger sein, und Ihr Bewußtsein für die Körpermitte wird immer stärker.

Die Übungen 1 bis 11 waren auf ein optimales Heben und Senken des Bauchraumes abgestimmt. Behalten Sie die Vorstellung von Ihrem Körper als einer Pyramide im Hinterkopf, und fangen Sie nun an, ein Gefühl für die Festigkeit Ihres Körpers zu entwickeln.

Lektion 3

Beherrschung des Atems

Neben der Zunge ist der Nacken ein weiterer Körperteil, der erst völlig entspannt werden muß, bevor man wirklich tief und wirkungsvoll atmen kann. Es ist jedoch schwierig, den Kopf zu entspannen, ohne in irgendeiner Form mit dem Bauch zu atmen. Um diesen Kreis zu durchbrechen, muß man einen Modus finden, bei dem man sich darauf konzentriert, die notwendigen Fähigkeiten abwechselnd zu entwickeln, so daß sie sich gegenseitig bestärken können.

Es ist gar nicht so einfach, die unerwünschten Spannungen im Nacken, in der Zunge oder in den Schultern loszuwerden. Die Verspannungen aus diesen Bereichen müssen an einen Ort verlagert werden, wo sie umgewandelt und in nützliche Energie transponiert werden können. Der Solarplexus ist ein solcher Ort. Bevor man schmerzhafte Verspannungen wirklich lösen kann, muß man zunächst ein Bewußtsein für das Sonnengeflecht entwickeln. Mit der Wiederholung von Übung 7 erinnert diese Lektion noch einmal an die Beziehung zwischen Zunge und Sonnengeflecht.

Sie werden von nun an nicht mehr darauf hingewiesen, sich zwischen den einzelnen Übungen zu entspannen. Machen Sie es von Ihrer eigenen Verfassung abhängig, wann und wie lange Sie eine Pause benötigen.

Die Gummiband-Autosuggestion wird Ihnen helfen, sowohl den Nacken als auch die Brust- und Rückenmuskeln zu entspannen. Sie werden sich größer, aufrechter und frei von Muskelverspannungen fühlen, vor allem im Bereich des Nackens.

AUTOSUGGESTION

Gummiband

Stellen Sie sich Ihre Wirbelsäule vor und deren Fähigkeit, sich in alle Richtungen zu beugen. Befestigen Sie in Gedanken ein Gummiband an Ihrem Kinn, das bis zum unteren Bauch reicht, und ein anderes vom Hinterkopf (oben) bis zum unteren Rücken. Beugen Sie sich zurück, das Kinn ist weit nach oben gehoben, und spüren Sie, wie das vordere Gummiband bis aufs äußerste gedehnt wird. Beugen Sie sich nach vorne, das Kinn an die Brust, und spüren Sie, wie das hintere Gummiband so weit wie möglich gedehnt wird.

Stellen Sie sich vor, daß diese Gummibänder ganz steif und hart sind. Während Sie sich vor- und zurückbeugen, dehnen Sie die Bänder und lösen die Steifheit und Härte.

ÜBUNG 12

Wie man den Atem in den unteren Bauch lenkt

Eigentlich sollte es sehr entspannen, wenn man auf dem Rücken liegt, doch viele Menschen können sich nicht einmal genügend entspannen, um einschlafen zu können. Konzentrieren Sie sich auf den Solarplexus und richten Sie Ihren Atem dorthin. Damit befreien Sie sich von unerwünschten Spannungen. Sie schaffen damit ein Magnetfeld, in dem Spannungen gesammelt, zerstreut oder umgewandelt werden. In dieser Übung wird die Spannung im Sonnengeflecht gehalten und dafür verwendet, die Knie zu beugen und die Füße zum Körper zu ziehen. Wenn man die Knie an den Brustkorb zieht, wird der untere Rücken verstärkt in die Bauchatmung mit einbezogen.

1. Legen Sie sich mit geschlossenen Füßen auf den Boden oder auf ein Bett. Geben Sie die Hände, Handflächen nach unten, 20 bis 25 cm vom Körper entfernt auf den Boden (vgl. Abb. 28).

2. Beugen Sie die Knie, und lassen Sie die Füße am Boden entlang gleiten, bis sie so nahe wie möglich am Körper sind (vgl. Abb. 29).

3. Geben Sie die Zungenspitze an die unteren Schneidezähne. Atmen Sie auf eins und zwei mit zwei starken Stößen aus (ein Stoß für jede Zähleinheit), senken Sie dabei den unteren Bauch und führen Sie gleichzeitig folgende Übungen durch:
   □ Schwingen Sie mit dem ersten Stoß die Knie so nahe wie möglich an den Brustkorb, und heben Sie dabei die Füße vom Boden (vgl. Abb. 30).

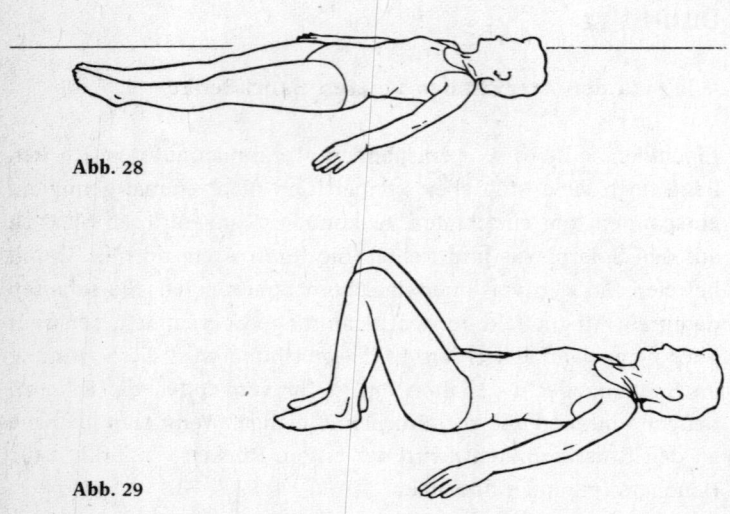

Abb. 28

Abb. 29

☐ Geben Sie die Füße mit dem zweiten Stoß auf den Boden zurück (vgl. Abb. 29).

4. Geben Sie die Zungenspitze an die oberen Schneidezähne. Atmen Sie durch die Nase mit zwei kräftigen Atemstößen ein (einen für jede Zähleinheit), heben Sie dabei den Bauch, und machen Sie folgende Bewegungen:
    ☐ Schwingen Sie mit dem ersten Atemzug Ihre Knie so nahe wie möglich an den Brustkorb, und heben Sie dabei die Füße vom Boden (vgl. Abb. 30).
☐ Geben Sie mit dem zweiten Atemzug die Füße auf den Boden zurück (vgl. Abb. 29).

5. Wiederholen Sie die Punkte 3 und 4 als schaukelnde Bewegung zehnmal.

6. Atmen Sie aus, wenn Sie die Beine ausstrecken und in Ihre Ausgangslage zurückkehren.

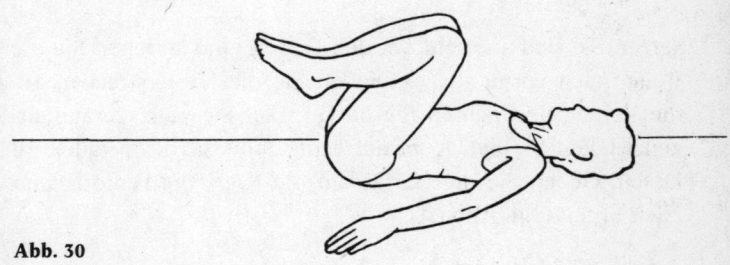

Abb. 30

ÜBUNG 13

Wie man den Atem in den unteren Rücken lenkt

Diese Übung verbindet die Dehnung der Wirbelsäule, der Rükkenmuskeln und Sehnen mit der Atemkontrolle. Wenn Sie die Arme unter den Knien verhaken, wie es bei Punkt 3 beschrieben wird, weiten Sie die Rücken- und Flankenmuskulatur, und verhindern Sie, daß sich die Schultern hochziehen. Wenn Sie den Kopf senken und mit dem Gesicht die Knie berühren, werden der Rücken und der hintere Nacken in die Länge gezogen.

Bei der Ballstellung, bei der der Magen nach innen gerollt wird, läßt die Ausatmung die Bauchdecke sich noch weiter zusammenziehen. In dieser Stellung sind der Rücken so weit wie möglich gedehnt und die Vorderseite so eng wie möglich zusammengezogen. Außerdem wird damit ein Höchstmaß an Atem in den unteren Rücken geführt, der vordere Teil bleibt davon unbehelligt. Solche extremen Stellungen wie diese hier helfen, Behendigkeit zu entwickeln.

1. Setzen Sie sich aufrecht auf den Boden, und strecken Sie die Beine nach vorne aus. Schließen Sie die Füße, strecken Sie die Zehen, und achten Sie darauf, daß Sie ganz gerade sitzen. Halten Sie den Kopf aufrecht, ohne das Kinn fallen zu lassen. Geben Sie die Hände auf die Knie, die Handflächen nach unten (vgl. Abb. 31).

2. Ziehen Sie die Beine an, und winkeln Sie die Knie ab (vgl. Abb. 32).

3. Verhaken Sie die Arme unter den Knien, und versuchen Sie, mit den Händen die Ellbogen zu umfassen oder doch so weit wie möglich an den Unterarmen hochzugreifen (vgl. Abb. 33).

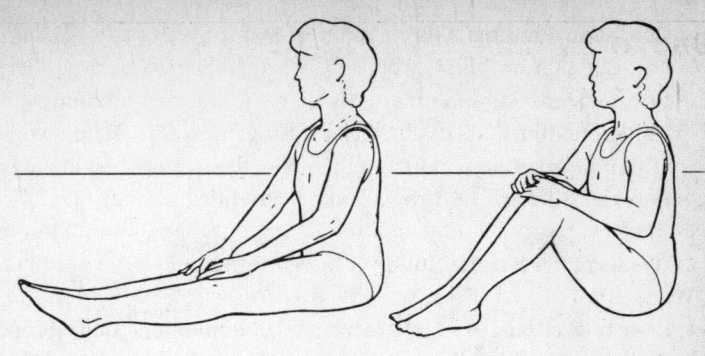

Abb. 31   Abb. 32

4. Beugen Sie den Kopf nach vorne, und berühren Sie die Knie
   mit dem Gesicht, oder versuchen Sie, so nahe wie möglich
   hinzukommen, so daß es Ihnen noch angenehm ist (vgl.
   Abb. 34).

5. Geben Sie die Zungenspitze an die unteren Schneidezähne.
   Atmen Sie durch den Mund aus, indem Sie sanft durch die
   leicht geschürzten Lippen blasen, und zählen Sie dabei langsam von eins bis acht. Gleichzeitig senkt sich die Bauchdecke.

6. Halten Sie den Atem an, und verharren Sie einige Sekunden
   regungslos.

7. Legen Sie die Zungenspitze an die oberen Schneidezähne.
   Atmen Sie durch die Nase ein, zählen Sie dabei langsam von
   eins bis sieben, und heben Sie den unteren Bauch. Stellen Sie

sich beim Einatmen Ihren unteren Rumpf als runden Ballon vor, der sich aufbläht, während Sie auf eins, zwei, drei, vier, fünf gleichmäßig einatmen. Machen Sie bei den letzten zwei Zähleinheiten eine extra Anstrengung, um den Ballon vollkommen zu füllen, und nehmen Sie dazu die Muskeln des unteren Rückens und der Flanken zu Hilfe.

8. Wiederholen Sie die Stufen 5 bis 7 fünfmal.

9. Lassen Sie langsam alle Muskelanspannungen sich lösen, strecken Sie die Beine nach vorne aus, und richten Sie Nakken und Körper auf.

10. Stehen Sie langsam auf. Strecken Sie den Körper, die Arme und Beine. Lockern Sie alle Gelenke. Rollen Sie den Kopf mehrere Male im und entgegen dem Uhrzeigersinn. Entspannen Sie sich dann, und lassen Sie die Arme baumeln.

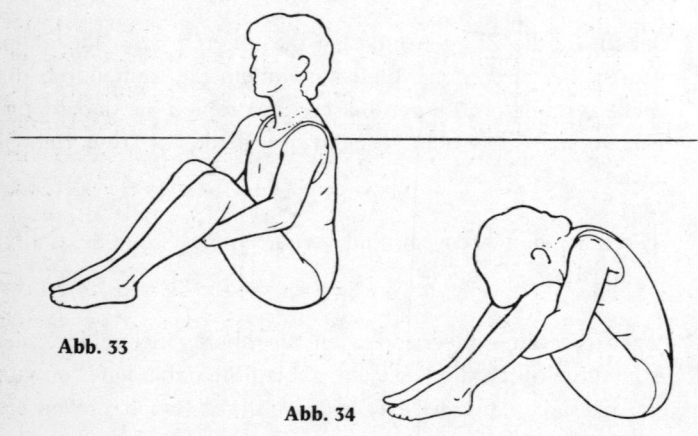

Abb. 33

Abb. 34

WIEDERHOLUNG DER ÜBUNGEN 7 UND 10
AUS LEKTION 2

Für die folgenden Übungen müssen Sie sich der Beziehung zwischen der Zunge und dem Atemvorgang in bezug auf das Sonnengeflecht ganz bewußt sein. Lesen Sie noch einmal die Einführung zu Lektion 2 nach, bevor Sie die Übung 7 wiederholen.

Die Wiederholung von Übung 10 gibt Ihnen die Möglichkeit, den unteren Rumpf zu lockern und die Konzentration auf die Körpermitte zu verstärken. Die Muskeln und Sehnen des rückwärtigen Nackens werden durch diese Übung ebenfalls entspannt und bereiten Sie damit auf die Übungen 14 und 15 vor.

ÜBUNG 14

Wie man Spannungen im Nacken löst

Aufrechtes Sitzen mit weit gespreizten Beinen zieht die Aufmerksamkeit ebenfalls in den unteren Bauchbereich, in die Körpermitte. Beugt man die Knie, wenn die Füße weit auseinander stehen, intensiviert das das Bewußtsein für den unteren Rücken. Wenn man die Hände auf die Kniescheiben legt, hilft das, die Balance zu halten, und man lockert und entspannt gleichzeitig die Muskeln von Schultern und oberem Brustkorb. Achten Sie darauf, daß die Schultern entspannt bleiben, wenn Sie die Knie anwinkeln und die Hände von den Kniescheiben zu den Knöcheln hinunterrutschen lassen.

Wenn Sie den Kopf ganz locker und entspannt kreisen lassen, ist der Nacken mit Sicherheit entspannt, während der untere Rumpf sehr wirksam die Atmung kontrolliert.

1. Sitzen Sie aufrecht auf dem Boden, die Beine so weit gespreizt, wie es Ihnen bequem möglich ist. Geben Sie die Hände auf die Knie, die Handflächen nach unten (vgl. Abb. 35).

2. Ziehen Sie die Knie in einem Winkel von ungefähr 120 Grad an, indem Sie mit den Füßen den Boden entlang zum Körper rutschen. Halten Sie die Füße weit auseinander, und lassen Sie die Zehen nach außen zeigen (vgl. Abb. 36).

3. Beugen Sie den Körper nach vorne. Strecken Sie die Arme über die Beine, und fassen Sie sich sanft an den Fußgelenken (oder an den Beinen, so nahe wie möglich an den Knöcheln). Spreizen Sie die Ellbogen nach außen und vorne.

4. Lassen Sie den Kopf Richtung Boden hängen.

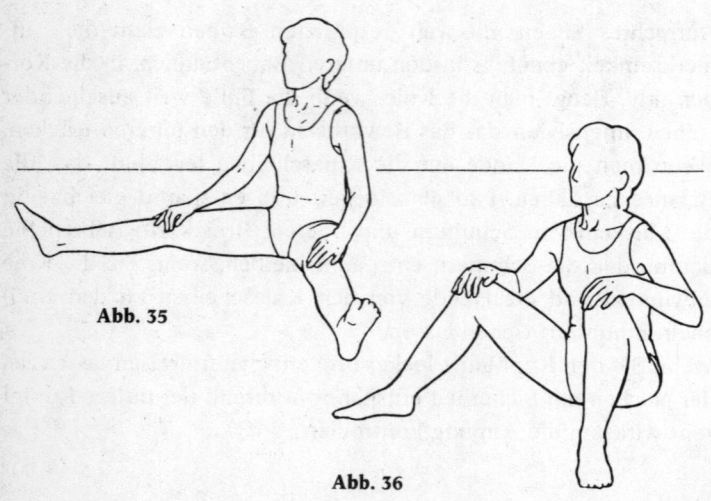

Abb. 35

Abb. 36

5. Geben Sie die Zungenspitze an die unteren Schneidezähne. Atmen Sie durch den Mund aus, indem Sie sanft durch die leicht geschürzten Lippen blasen und dabei auf die folgende Art und Weise langsam von eins bis sieben zählen:

☐ Rollen Sie auf eins und zwei den Kopf zweimal in großen Kreisen nach rechts.

☐ Lassen Sie den Kopf auf drei Richtung Boden hängen.

☐ Rollen Sie den Kopf auf vier und fünf zweimal in großen Kreisen nach links.

☐ Lassen Sie den Kopf auf sechs und sieben Richtung Boden hängen.

Während dieser Bewegungen geht die Luft langsam aus dem Bauch und dem unteren Rücken (vgl. Abb. 37).

6. Geben Sie die Zungenspitze an die oberen Schneidezähne. Atmen Sie durch die Nase ein, zählen Sie dabei langsam von eins bis sieben, machen Sie die Kopfbewegungen, wie unter Punkt 5 beschrieben, und blähen Sie gleichzeitig den unteren Bauch und Rücken auf.

7. Wiederholen Sie die Punkte 5 und 6 dreimal.

8. Strecken Sie die Beine aus, legen Sie sich auf den Boden, und entspannen Sie sich.

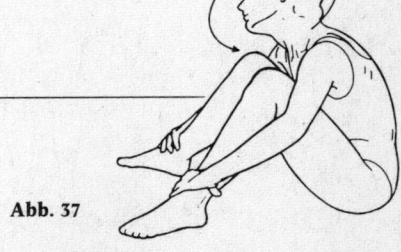

Abb. 37

ÜBUNG 15

Wie man Spannungen in den Schultern löst

Wenn man mit den Armen hin und her schwingt, entspannen sich die Schultern und der Nackenansatz. Die Arme sollten baumeln und frei schwingen. Es ist ratsam, die Ellbogengelenke gelöst zu halten, indem man sie leicht anwinkelt, was ihrer natürlichen Haltung entspricht.
Die Nackenmuskeln dürfen sich bei den abwechselnden Nackendehnungen nicht verspannen. Entspannen Sie sich!

1. Stehen Sie aufrecht, die Füße 20 bis 25 cm auseinander, die Zehen sind leicht nach außen gerichtet.

2. Senken Sie die Schultern, und lockern Sie die Schultergelenke. Lassen Sie Arme und Hände an der Seite baumeln (vgl. Abb. 38). Dehnen und strecken Sie den Kopf nach oben.

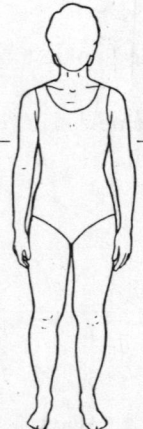

Abb. 38

3. Geben Sie die Zungenspitze an die unteren Schneidezähne. Beugen Sie den Kopf sanft so weit wie möglich nach hinten, und dehnen Sie damit den vorderen Hals. Atmen Sie durch den Mund aus, indem Sie kräftig durch die leicht geschürzten Lippen blasen, und zählen Sie dabei langsam eins, zwei. Gleichzeitig senken Sie den Bauch und führen folgende Bewegungen aus:

☐ Auf eins schwingen Sie die Arme nach links, bis die Hände in Taillenhöhe sind (vgl. Abb. 39).

☐ Auf zwei schwingen Sie die Arme nach rechts, bis die Hände in Taillenhöhe sind (vgl. Abb. 40).

4. Geben Sie die Zungenspitze an die oberen Schneidezähne. Beugen Sie den Kopf so weit wie möglich nach vorne, um den Nacken zu dehnen. Atmen Sie kräftig durch die Nase ein, und zählen Sie dabei langsam eins, zwei. Gleichzeitig heben Sie den Bauch und führen folgende Bewegungen durch:

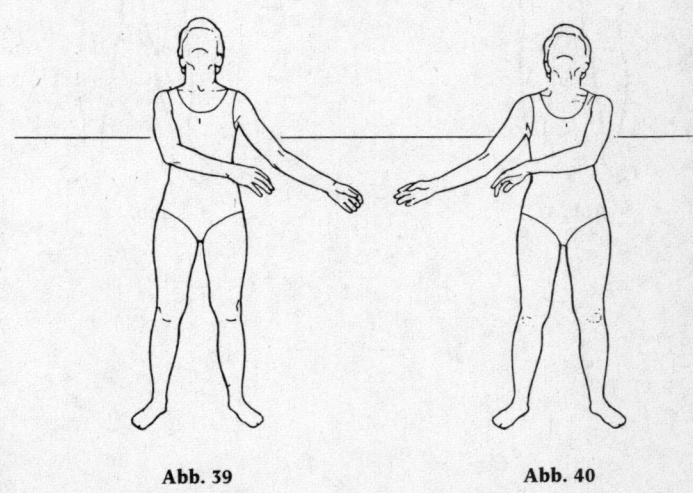

Abb. 39   Abb. 40

☐ Auf eins schwingen Sie die Arme nach links, bis die Hände in Taillenhöhe sind (vgl. Abb. 41).

☐ Auf zwei schwingen Sie die Arme nach rechts, bis die Hände in Taillenhöhe sind (vgl. Abb. 42).

5. Wiederholen Sie die Punkte 3 und 4 neunmal.

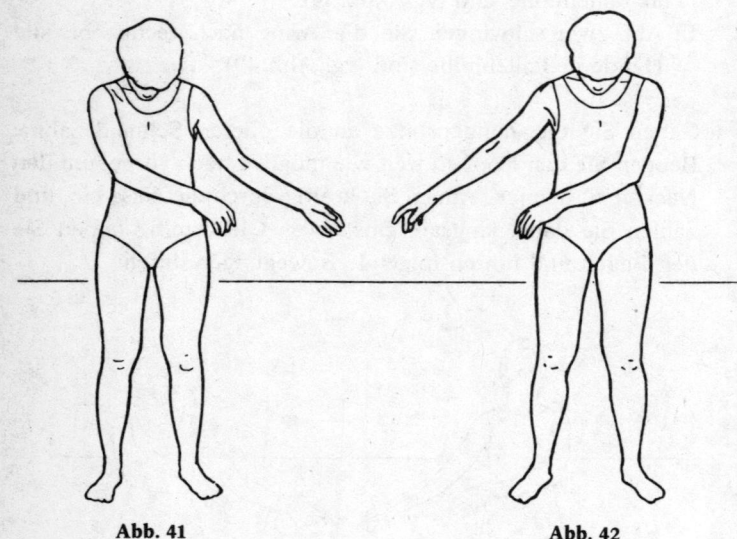

Abb. 41   **Abb. 42**

ÜBUNG 16

Dehnen der Brustmuskulatur

Das Vor- und Zurückschwingen der Arme, wie es in dieser
Übung vorgeschlagen wird, entspannt den Brustkorb vorne und
hinten.

1. Stehen Sie aufrecht, die Füße 15 bis 20 cm auseinander, die
   Zehen zeigen leicht nach außen.

2. Senken Sie die Schultern, und lockern Sie die Schultergelenke.
   Lassen Sie Arme und Hände an der Seite baumeln. Dehnen
   und strecken Sie den Hals.

3. Geben Sie die Zungenspitze an die unteren Schneidezähne.
   Geben Sie den Kopf so weit wie möglich in den Nacken, um
   den Hals vorne zu dehnen. Atmen Sie durch den Mund aus,
   indem Sie (Abb. 43 und 44) kräftig durch die leicht geschürz-

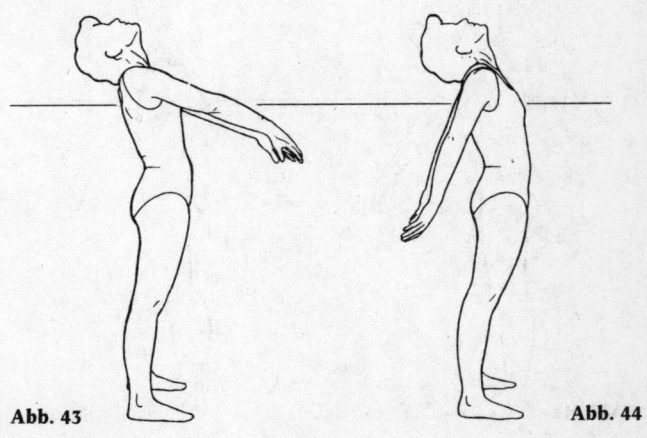

Abb. 43   **Abb. 44**

ten Lippen blasen und dabei langsam eins, zwei zählen. Gleichzeitig senkt sich der Bauch, und Sie führen folgende Bewegungen aus:

☐ Auf eins schwingen Sie die Arme nach vorne, bis die Hände in Schulterhöhe sind (vgl. Abb. 43).

☐ Auf zwei – Sie halten dabei den Kopf hinten – schwingen Sie die Arme so weit wie möglich zurück (vgl. Abb. 44).

4. Geben Sie die Zungenspitze an die oberen Schneidezähne. Beugen Sie den Kopf so weit wie möglich nach vorne, um den Nacken zu dehnen. Atmen Sie kräftig durch die Nase ein, und zählen Sie dabei eins, zwei. Gleichzeitig hebt sich der Bauch, und Sie führen folgende Bewegungen aus:

☐ Auf eins schwingen Sie die Arme nach vorne bis in Schulterhöhe (vgl. Abb. 45).

☐ Auf zwei – Sie halten dabei den Kopf gesenkt – schwingen Sie die Arme so weit wie möglich zurück (vgl. Abb. 46).

5. Wiederholen Sie die Punkte 3 und 4 neunmal.

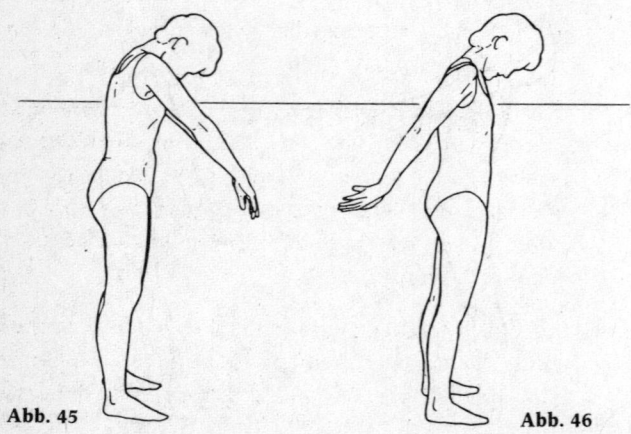

Abb. 45　　　　　　　　　　　　　　　**Abb. 46**

ÜBUNG 17

Wie man den Atem in die Körpermitte führt

Diese lange und ausführliche Übung ist in zwei Teile unterteilt. Die Stufen 1 bis 7 wollen mit Hilfe einer rückwärtsbeugenden Bewegung den Sitz und Ursprung des Sonnengeflechts noch mal deutlich machen. Dabei wird die Bauchdecke während der Ausatmung gleichzeitig gesenkt und gedehnt. Diese Bewegung führt zu einer intensiven Erfahrung der Körpermitte. Nachdem der untere Bauch völlig leergeatmet ist, dehnen Sie ihn kräftig aus und ziehen mit einem tiefen Atemzug viel Luft zum Solarplexus und in die angrenzenden Bereiche. Die Stufen 8 und 10 greifen auf bereits in Lektion 1 gelernte Techniken zurück und wiederholen die tiefe Atmung im Stehen. Lesen Sie sich die Anweisungen zunächst ein paarmal durch, damit Sie die einzelnen Stufen verstehen und sie bequem und leicht ausführen können.

1. Stehen Sie aufrecht, die Füße 20 bis 25 cm auseinander, die Zehen zeigen leicht nach außen. Geben Sie die Hände auf den unteren Bauch, die Handflächen nach innen, die Finger berühren sich fast (vgl. Abb. 47).

2. Legen Sie die Zungenspitze an die unteren Schneidezähne. Atmen Sie durch den Mund aus, indem Sie sanft durch die leicht geschürzten Lippen blasen und dabei langsam von eins bis zwölf zählen. Gleichzeitig senkt sich allmählich der Bauch, und Sie ziehen ihn, wenn Sie vollkommen ausgeatmet haben, noch einmal ein.

3. Halten Sie die Stellung ausgeatmet, beugen Sie den Kopf nach hinten, das Kinn nach oben (vgl. Abb. 48). Die Stufen 3 bis 5 sollten nur ein paar Sekunden dauern, so daß nicht eingeatmet werden muß.

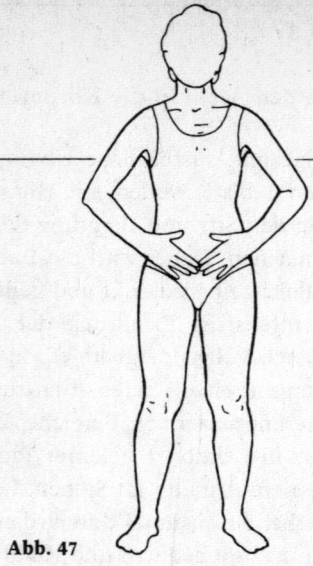

Abb. 47

4. Bringen Sie die Arme hinter den Rücken, und verschränken Sie die Hände. Lassen Sie die gefalteten Hände auf dem Gesäß ruhen (vgl. Abb. 49).

5. Beugen Sie sich allmählich zurück, ziehen Sie dabei die verschränkten Hände nach unten, und geben Sie das Kinn, der Mund ist geschlossen, weit nach oben. Achten Sie darauf, daß Sie in den Knien nicht nachgeben (vgl. Abb. 50). Wenn Sie sich auf diese Art und Weise zurückbeugen, werden Sie ein intensives Gefühl im Bauch verspüren.

6. Ziehen Sie die Bauchmuskeln noch einmal kräftig nach innen, um die letzten Atemreste auszustoßen.

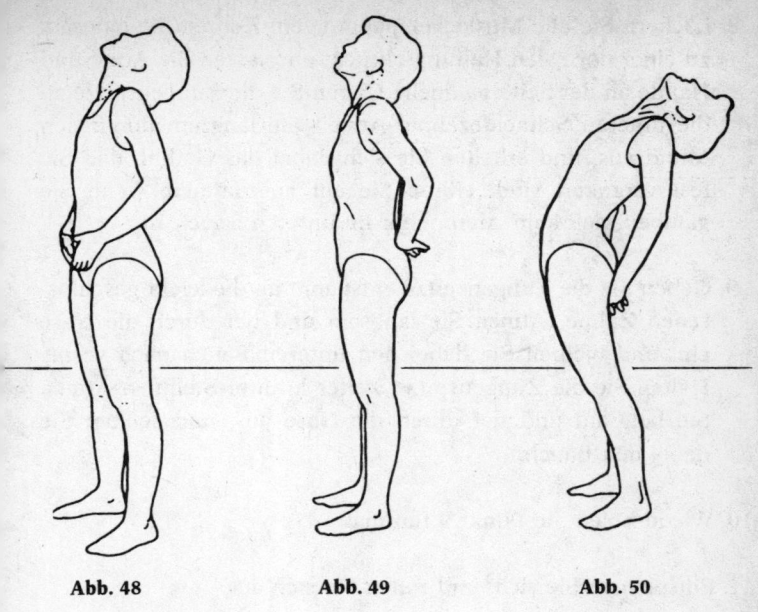

| Abb. 48 | Abb. 49 | Abb. 50 |

7. Entspannen Sie sofort die Zunge, lassen Sie sie an den unteren Schneidezähnen ruhen, und atmen Sie durch den Mund ein, wobei Sie die Körpermitte (unterer Bauch) vollkommen anfüllen. Halten Sie den Atem ein paar Sekunden an, lassen Sie ihn tief in den Solarplexus sinken, und festigen und verankern Sie ihn hier.

Wenn Sie nun mit dem zweiten Teil von Übung siebzehn fortfahren, versuchen Sie nicht, in Punkt 8 die Luft übertrieben stark auszupressen. Dies könnte sonst dazu führen, daß sich der Schwerpunkt nach oben in den Brustkorb verlagert, was dem Zweck der Übung, nämlich das Sonnengeflecht zu orten, um den Atem dort zu verankern, völlig zuwiderlaufen würde.

8. Lockern Sie alle Muskelverspannungen. Kehren Sie langsam zu einer normalen Haltung zurück, und lassen Sie Arme und Hände an der Seite baumeln. Geben Sie die Zungenspitze an die unteren Schneidezähne. Atmen Sie langsam durch den Mund aus, und erhalten Sie sich dabei das Gefühl, daß Sie fest verankert sind. Hören Sie auf auszuatmen, wenn Sie glauben, daß kein Atem mehr im unteren Bauch ist.

9. Geben Sie die Zungenspitze entspannt an die leicht geschlossenen Zähne. Atmen Sie langsam und tief durch die Nase ein, und wölben Sie dabei den unteren Bauch nach vorne. Halten Sie die Zungenspitze weiter in ihrer Stellung. Atmen Sie langsam und tief durch die Nase aus, und senken Sie dabei den Bauch.

10. Wiederholen Sie Punkt 9 fünfmal.

11. Entspannen Sie sich, und ruhen Sie sich aus.

12. Wiederholen Sie diese Übung, Stufen 1 bis 11, drei- oder viermal. Ruhen Sie sich zwischen jeder Wiederholung aus.

Gedanken zu Lektion 3

Mit dem Abschluß von Lektion 3 sollten Sie nun in der Lage sein, die tiefe Bauchatmung auch im Alltag anzuwenden. Wenden Sie die Zungenhaltung, wie sie unter Punkt 9 bei Übung 17 beschrieben wurde, beim normalen Atmen an. Wenn Sie z.B. fernsehen, spazierengehen, Übungen machen oder sich einfach nur entspannen, heben und senken Sie Ihren unteren Bauch. Denken Sie daran, das Heben gilt für die Einatmung, das Senken für die Ausatmung. Je öfter Sie diese Technik praktizieren, desto mehr wird Sie Ihnen zur Gewohnheit.

Da die Tiefenatmung den Solarplexus anregt und kräftigt, ist es ratsam, sie so häufig wie möglich durchzuführen. Auf dieser Stufe sollten Sie in der Lage sein, das Sonnengeflecht ohne große Anstrengung zu erspüren. Denken Sie häufig an diese Stelle, und machen Sie sich mit ihrer Gegenwart vertraut.

Lektion 4

Abwandlungen und Ausdehnung des Atems

Alle Übungen dieses Buches sind sorgfältig danach ausgewählt, bestimmten Zwecken zu dienen. Es ist unmöglich, für die Bedürfnisse jedes einzelnen Menschen besondere Übungen und Lektionen zu entwickeln. Sie haben inzwischen genug über *Chi Yi* gelernt, daß Sie frei entscheiden können, welche Übungen Sie gerne wiederholen möchten, weil Sie Ihnen besonders guttun, auch wenn diese nicht in eine bestimmte Lektion eingebunden sind. Aber seien Sie vorsichtig, daß Sie sich nicht übernehmen. Geben Sie sich zwischen den Übungen genügend Ruhezeiten. Brechen Sie sofort ab, und ruhen Sie sich aus, wenn Ihnen schwindlig wird. Von Lektion 4 ab heißt *einatmen* immer – außer es wird ausdrücklich etwas anderes angegeben –, daß Sie durch die Nase atmen, mit der Zungenspitze an den oberen Schneidezähnen. *Ausatmen* bedeutet, daß Sie sanft durch die leicht geschürzten Lippen blasen, die Zungenspitze an die unteren Schneidezähne gelegt.

Die Haltung der Zunge bei der Ein- und Ausatmung kann jetzt etwas ungezwungener gehandhabt werden, solange die Zunge dabei beweglich und zurückhaltend bleibt und sich nicht verspannt, zurückzieht oder wie ein Klumpen nach hinten fällt. Wenn Sie in dieser Lektion die Übungen 8 und 9 wiederholen, verbinden Sie sie mit der folgenden geistigen Vorstellung.

AUTOSUGGESTION

Drachen

Stellen Sie sich vor, daß Sie Ihre Zunge so behandeln, wie Sie einen Drachen steigen lassen würden. Den Drachen kontrollieren Sie mit dem Ende der Schnur, das Sie in der Hand halten. Aber wenn Sie die Kontrolle auch bei unterschiedlichen Windrichtungen und Windstärken nicht verlieren wollen, müssen Sie schon eine recht geschickte Hand haben. Genauso ist es mit der Zunge, deren Fähigkeiten in großem Maße davon abhängen, wie gut Sie sie vom Sonnengeflecht aus steuern können. Stellen Sie sich vor, Ihre Zunge ist der Drachen, und Sie beherrschen sie vom Solar Plexus aus, ganz tief unten im Bauch. Sie werden entdecken, wie gut Ihre Zunge ihre Aufgaben erfüllen kann. Wenden Sie dieses Bild bei der Wiederholung von Übung 8 und 9 an.

WIEDERHOLUNG DER ÜBUNGEN 12 UND 13 AUS LEKTION 3 UND ÜBUNGEN 8 UND 9 AUS LEKTION 2

Die Lektion 4 beginnt damit, daß der Atem in vier verschiedenen Stellungen fest verankert wird: im Liegen, im Sitzen auf dem Boden, im Sitzen auf einem Stuhl und im Stehen. Der Wiederholungszyklus ist ziemlich anstrengend. Übertreiben Sie es nicht, und ruhen Sie sich genügend aus, bevor Sie zu Übung 18 weitergehen. Wiederholen Sie jede dieser Übungen so oft, bis Sie spüren, daß Sie sie wirklich gemeistert haben.

ÜBUNG 18

Dehnung der Muskeln im unteren Rücken und an den Seiten

Die Übung 18 hilft, genau wie Übung 12, bewußte Kontrolle über eine fest verankerte Atemtechnik im Liegen zu entwickeln. Diese Übung bewirkt auch die Dehnung der Flanken des unteren Rumpfes.

Wenn Sie im Liegen den Oberkörper drehen und dazu die *Chi Yi*-Übungen praktizieren, entwickeln Sie gleichzeitig die Fähigkeit, auch in anderen gedrehten Stellungen, sei es im Sitzen, Stehen oder in Bewegung, richtig zu atmen.

1. Liegen Sie flach auf dem Boden, die Füße 50 bis 55 cm auseinander, die Zehen gestreckt. Das Gesicht zeigt zur Decke. Strecken Sie die Arme zur Seite aus, die Handflächen nach oben (vgl. Abb. 51).

2. Atmen Sie vollkommen aus, und senken Sie dabei die Bauchdecke.

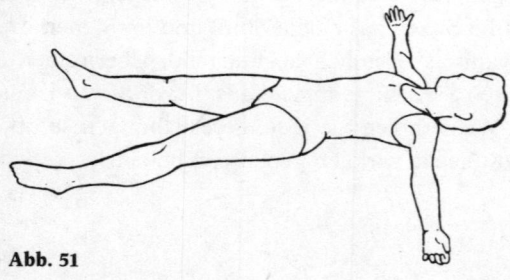

Abb. 51

3. Atmen Sie tief ein, während Sie gleichzeitig die folgenden Bewegungen ausführen:

☐ Schwingen Sie die rechte Hand in einem Halbkreis hinüber auf die linke, drehen Sie den Kopf nach links.

☐ Blähen Sie die Bauchdecke, und weiten Sie den unteren Rücken und die Seiten.

☐ Halten Sie beide Fersen unverändert auf dem Boden.

4. Atmen Sie vollkommen aus, und führen Sie gleichzeitig folgende Bewegungen durch:

☐ Schwingen Sie die rechte Hand zurück auf den Boden in ihre Ausgangsstellung.

☐ Drehen Sie den Kopf zurück in die Mitte (vgl. Abb. 51).

☐ Senken Sie den unteren Bauch.

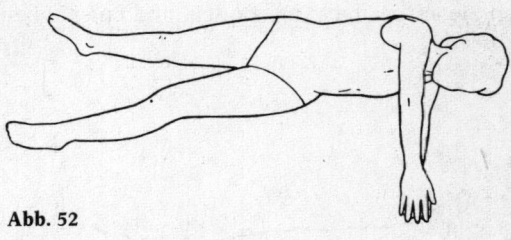

Abb. 52

5. Atmen Sie tief ein, und machen Sie gleichzeitig folgende Bewegungen (vgl. Abb. 53):

□ Schwingen Sie Ihre linke Hand in einem Halbkreis hinüber auf die rechte, und drehen Sie den Kopf nach rechts.

□ Heben Sie den Bauch, und weiten Sie den unteren Rücken und die Seiten.

□ Halten Sie beide Fersen unverändert auf dem Boden.

6. Atmen Sie vollkommen aus, während Sie gleichzeitig folgende Bewegungen machen:

□ Schwingen Sie die linke Hand zurück auf den Boden in ihre Ausgangsstellung (vgl. Abb. 51).

□ Drehen Sie den Kopf zurück in die Mitte, und blicken Sie an die Decke.

□ Senken Sie den Bauch.

7. Wiederholen Sie die Stufen 3 bis 6 fünfmal.

8. Liegen Sie ausgestreckt am Boden, und entspannen Sie sich.

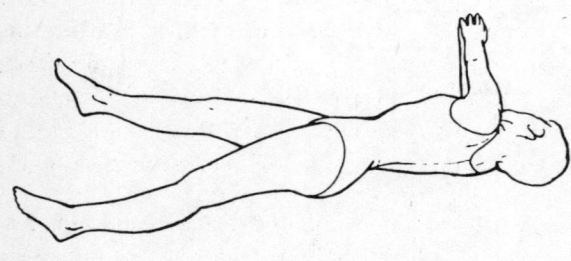

Abb. 53

ÜBUNG 19

Dehnen der unteren Bauchmuskeln

Bei dieser eingerollten Stellung werden die Bänder und Muskeln der Füße und Beine intensiv gedehnt. Das Gefühl der Dehnung wird bis in den unteren Teil des Rumpfes (unterer Bauch) übertragen. Wenn Sie sich nach vorne beugen, dehnen Sie die Streckung weiter den Rücken hinauf aus bis zum Nacken und sogar bis zur Schädeldecke. Der ganze Körper befindet sich in einem Zustand höchster Aufmerksamkeit. Konzentrieren Sie diese Aufmerksamkeit in die Körpermitte, damit erreichen Sie, daß die Atmung aus dem und in den Solar Plexus fließt.

Atmet man aus, während man sich nach vorne beugt, wird die Luft aus dem Bauch herausgepreßt. Wenn Sie sich dann mit dem Einatmen wieder aufsetzen, wird die Luft leicht in den Bauch eingezogen.

1. Knien Sie mit geschlossenen Beinen auf dem Boden, halten Sie den Rücken gerade, und hocken Sie auf den Fersen. Geben Sie die Hände in den Schoß, die Handflächen nach unten, die Finger zeigen nach vorne und die Daumen nach innen. Halten Sie die Ellbogen am Körper. Lockern und entspannen Sie die Schultern. Halten Sie den Kopf gerade, und achten Sie darauf, daß sich das Kinn nicht senkt (vgl. Abb. 54). Wenn es Ihnen schwerfällt, auf den Fersen zu sitzen, können Sie sich auch ein Kissen zwischen Fersen und Gesäß geben.

2. Atmen Sie aus, zählen Sie dabei langsam von eins bis zehn, und machen Sie gleichzeitig folgende Bewegungen (vgl. Abb. 55):
   □ Beugen Sie sich aus der Hüfte heraus nach vorne, und machen Sie einen runden Rücken.

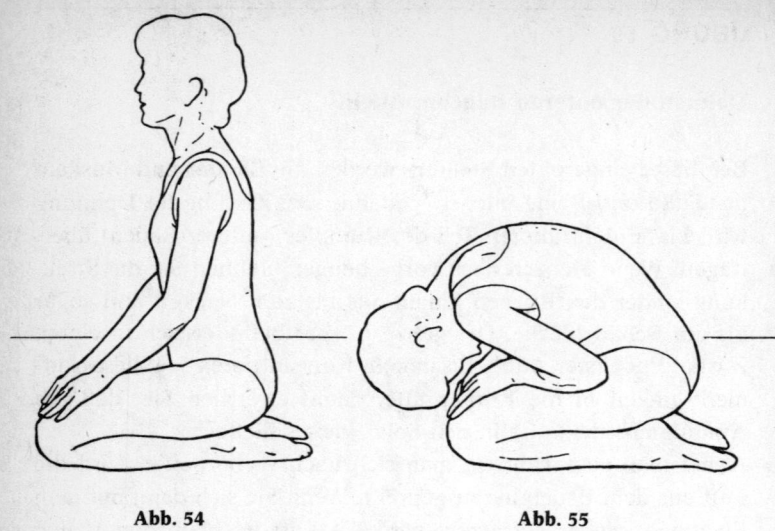

Abb. 54   **Abb. 55**

☐ Bringen Sie den Kopf langsam an den Boden – oder doch
so nahe wie möglich.

3. Atmen Sie schnell ein, zählen Sie dabei langsam von eins bis
drei, und machen Sie gleichzeitig folgende Bewegungen:
☐ Richten Sie sich gerade auf in Ihre Ausgangshaltung
(vgl. Abb. 56).
☐ Weiten Sie den unteren Bauch und die Seiten. Ziehen Sie
Schultern und Brustkorb nicht hoch. Richten Sie den Nakken auf, und heben Sie leicht den Kopf.

4. Wiederholen Sie die Punkte 2 und 3 fünfmal.

5. Setzen Sie sich hin, atmen Sie normal, und entspannen Sie
sich einen Augenblick.

110

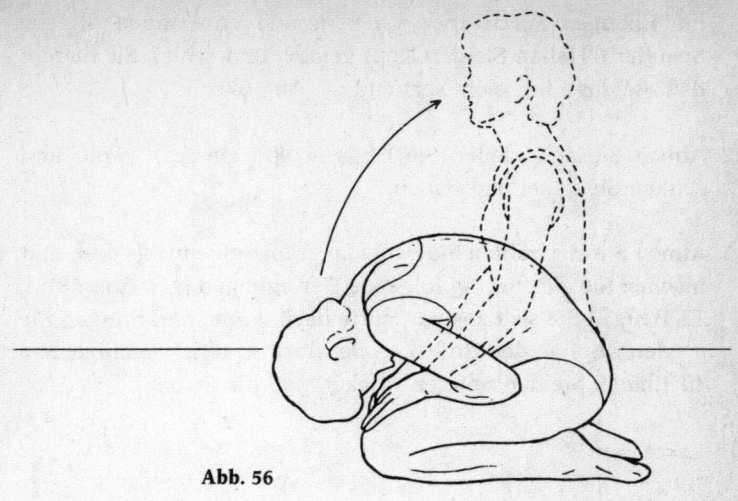

Abb. 56

ÜBUNG 20

Dehnen der unteren Rückenmuskulatur

Bei dieser Übung wird die Einatmung in den unteren Rücken besonders betont. Wenn Sie, aufrecht sitzend, mit der Ausatmung den unteren Rumpf ringsherum nach innen ziehen, bereiten Sie sich damit auf die nächste Einatmung vor. Wenn Sie sich mit dem Einatmen nach vorne beugen, wird die Luft primär in den unteren Rücken fließen, da der Bauch zusammengedrückt wird.

1. Knien Sie auf dem Boden, die Beine geschlossen, halten Sie den Rücken gerade, und hocken Sie auf den Fersen. Legen Sie die Hände in den Schoß, die Handflächen nach unten, die Finger zeigen nach vorne und die Daumen nach innen. Halten Sie

die Ellbogen am Körper. Lockern und entspannen Sie die Schultern. Halten Sie den Kopf gerade, und achten Sie darauf, daß Sie das Kinn nicht senken (vgl. Abb. 57).

2. Atmen Sie aus, zählen Sie langsam von eins bis zwölf, und senken Sie dabei den Bauch.

3. Atmen Sie ein, zählen Sie dabei langsam von eins bis drei, und machen Sie gleichzeitig folgende Bewegungen (vgl. Abb. 58):
   ☐ Beugen Sie sich aus der Hüfte nach vorne, und bringen Sie den Kopf an den Boden – oder doch so weit wie möglich.
   ☐ Blähen Sie den unteren Rücken und die Seiten.

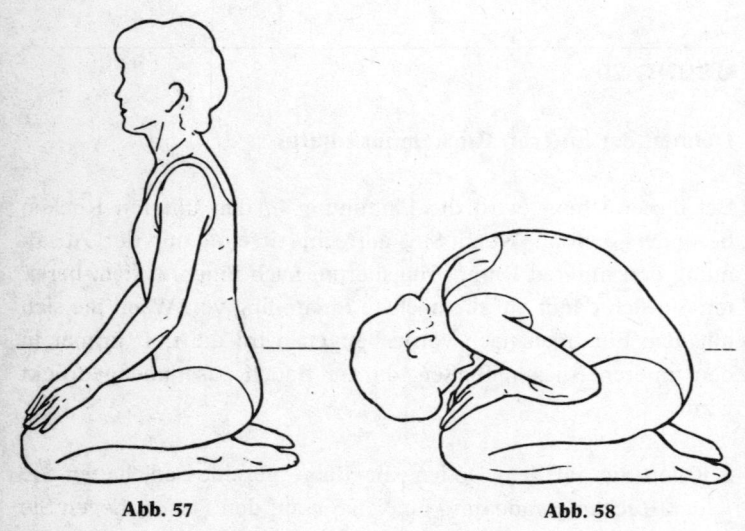

Abb. 57   **Abb. 58**

4. Atmen Sie aus, zählen Sie dabei langsam von eins bis zehn, und machen Sie gleichzeitig folgende Bewegungen:

☐ Richten Sie sich in Ihre Ausgangsstellung im Knien auf (vgl. Abb. 59).

☐ Ziehen Sie den unteren Bauch, den Rücken und die Seiten ein.

5. Wiederholen Sie die Punkte 3 und 4 fünfmal.

6. Atmen Sie ein, und kehren Sie in die Stellung von Punkt 1 zurück.

7. Atmen Sie aus, und entspannen Sie sich.

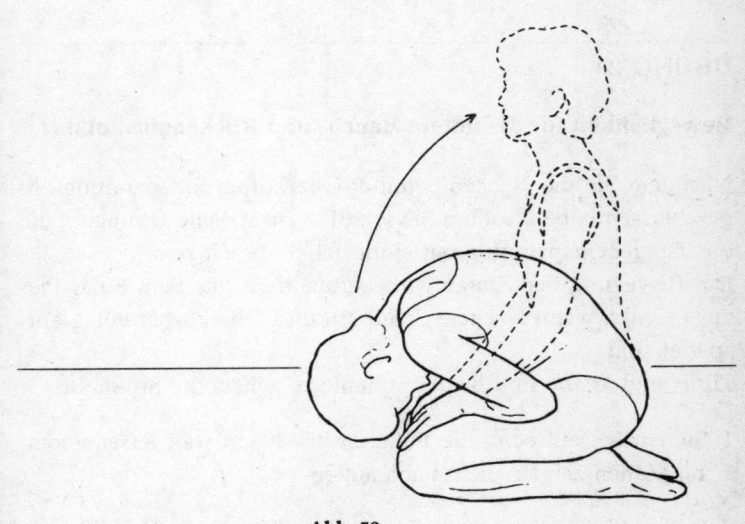

Abb. 59

113

Anmerkung: In der Tiefenatmung werden gleichzeitig der untere Bauch, der untere Rücken und die unteren Seiten von dem Vorgang des Hebens und Senkens berührt. Von jetzt an heißt es nur noch *der ganze untere Bereich*, wenn von diesen Körperteilen als einer Einheit die Rede ist.

WIEDERHOLUNG DER ÜBUNGEN 14, 15 UND 16 AUS LEKTION 3

Die Wiederholung der Übungen 14, 15 und 16 dient primär der Erinnerung daran, wie man Nacken und Schultern entspannen kann, ohne das Bewußtsein für die Körpermitte, den Konzentrationspunkt für den Atemfluß, zu verlieren. Darauf bauen die folgenden Übungen 21 und 22 auf.

ÜBUNG 21

Beweglichkeit für die untere Bauch- und Rückenmuskulatur

Nachdem Sie die Nacken-Schulter-Oberkörper-Entspannung abgeschlossen haben, sollten Sie jetzt für zusätzliche Übungen, die die Zungenentspannung mit einbeziehen, bereit sein.

Die Bewegung der Zunge wird automatisch aus dem Solar Plexus gelenkt, wenn Nacken, Schultern und Oberkörper völlig entspannt sind.

»*Toh*« und »*Pah*« sind beides stimmlose, gehauchte Stoßlaute.

1. Stehen Sie aufrecht, die Füße 25 bis 30 cm weit auseinander, die Zehen zeigen leicht nach außen.

2. Geben Sie die Hände auf den unteren Bauch, die Handflächen liegen nach innen, damit Sie die Bewegungen der Bauchdecke kontrollieren können.

3. Legen Sie die Zungenspitze fest an die oberen Schneidezähne. Stoßen Sie ein kurzes »*Toh*« aus, und ziehen Sie dabei den Bauch ruckartig nach innen (vgl. Abb. 60).

4. Atmen Sie schnell und kurz durch den Mund ein, und dehnen Sie dabei rasch den ganzen unteren Bereich aus.

5. Schließen Sie den Mund sofort wieder, und stoßen Sie ein kurzes »*Pah*« aus, während Sie den unteren Bauch ruckartig nach innen ziehen.

Anmerkung: Lassen Sie die Zunge beim Ausstoßen der »*Toh*«- und »*Pah*«-Laute nicht in die Mundhöhle zurückfallen. Unterstützen Sie das schnelle Öffnen des Mundes für die Stoßlaute, indem Sie den Unterkiefer sinken lassen.

6. Wiederholen Sie die Stufen 3 bis 5 zehnmal.

7. Atmen Sie langsam und tief ein, atmen Sie aus, und entspannen Sie sich.

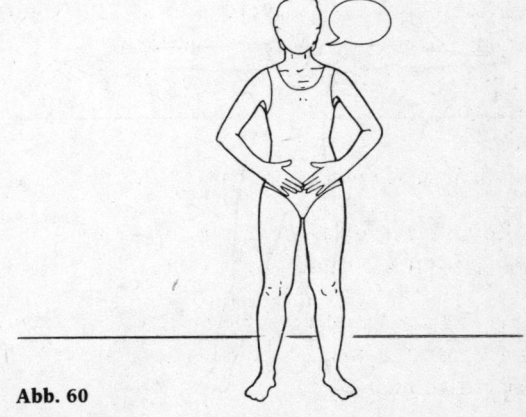

Abb. 60

ÜBUNG 22

Dehnen des Beckenbodens

Da in den vorangegangenen Übungen die Beweglichkeit des unteren Rumpfes gut entwickelt wurde, ist es nun an der Zeit, auch den Oberkörper bewußt in den Atemvorgang mit einzubeziehen. Achten Sie jedoch darauf, daß Konzentration und Gewicht ständig im unteren Teil des Rumpfes bleiben. Der obere und untere Teil des Rumpfes müssen sehr vorsichtig im Gleichgewicht gehalten werden, um zu vermeiden, daß sich das Übergewicht nach oben verlagert.

Zur Seite ausgestreckte Arme weiten den Brustkorb. Wenn Sie die Füße beim Beugen und Strecken der Knie weit auseinander halten, vermeiden Sie, daß Sie das Bewußtsein für Ihre Körpermitte verlieren.

1. Stehen Sie aufrecht, die Füße sind mehr als schulterbreit auseinander, die Zehen zeigen leicht nach außen.

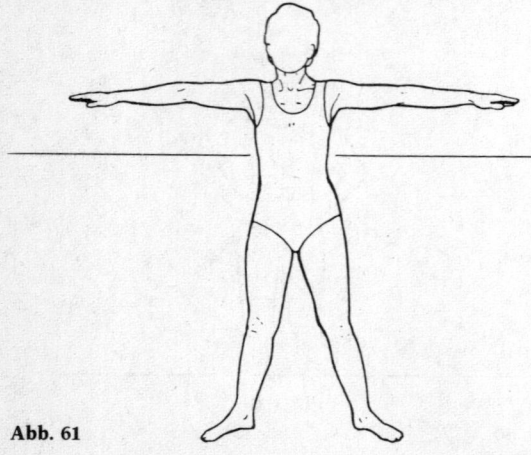

Abb. 61

116

2. Strecken Sie Ihre Arme in Schulterhöhe zur Seite. Drehen Sie die Handflächen nach unten, die Finger sind geschlossen und ausgestreckt (vgl. Abb. 61).

3. Atmen Sie schnell ein, zählen Sie dabei langsam von eins bis drei, und führen Sie gleichzeitig folgende Bewegungen aus:
   □ Beugen Sie die Knie parallel zu den Zehen nach außen (vgl. Abb. 62).
   □ Halten Sie die Ellbogen in Schulterhöhe, und schwingen Sie mit den Unterarmen nach vorne zu den Schlüsselbeinen. Die Fingerspitzen berühren sich einige Zentimeter unterhalb des Kinns.
   □ Halten Sie den Rumpf aufrecht, das Becken darf nicht nach hinten kippen.

4. Atmen Sie schnell auf eins, zwei aus, senken Sie den Bauch, und kommen Sie in Ihre Ausgangsstellung zurück, die Arme nach rechts und links gestreckt (vgl. Abb. 61).

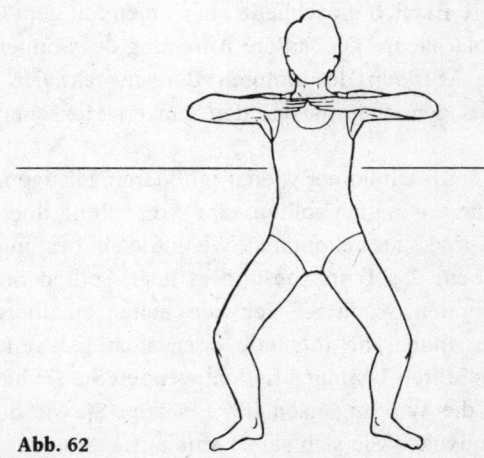

Abb. 62

117

5. Wiederholen Sie die Punkte 3 und 4 zehnmal.

6. Wiederholen Sie Punkt 3, und halten Sie die Stellung fünf Sekunden lang.

7. Strecken Sie die Beine, und lassen Sie die Arme an der Seite baumeln. Atmen Sie langsam aus, senken Sie den Bauch, und entspannen Sie sich.

Gedanken zu Lektion 4

Die Übungen dieser Lektion betonen besonders die Seiten des unteren Rumpfes (unterhalb der Taille), indem sie durch geeignete Stellungen und Bewegungen den Atem in diesen Bereich führen. Ihre Seiten sollten jetzt genauso beweglich sein wie die Bauchdecke und der untere Rücken. Ihr unterer Rumpf, d. h. der ganze untere Bereich, ist nun in vier Richtungen dehnbar.

Der gesamte untere Bereich umschließt, zusammen mit dem Beckenboden, den Solarplexus. Die äußere Anregung des Sonnengeflechts durch die Muskeln des unteren Bereichs aktiviert die innere Energie aus dem Solarplexus, den ganzen Menschen zu durchstrahlen.

Wir haben in diesem Buch immer wieder mit klaren geistigen Bildern gearbeitet, die uns helfen sollten, eine Vorstellung über die Funktionen des Körpers zu bekommen. Wenn Sie ein bestimmtes geistiges Bild haben, das Ihnen besonders liegt, sollten Sie es immer dann anwenden, wenn Sie Schwierigkeiten zu überwinden haben. Sollte Ihnen die folgende oder auch jede andere Autosuggestion bei Ihren Übungen helfen, wenden Sie sie häufig an, so lange, bis die Wirkung nachläßt. Ersetzen Sie sie durch eine andere, oder denken Sie sich selbst eine aus.

AUTOSUGGESTION

Aufgerolltes Seil

Stellen Sie sich vor, daß die Luft, die in Ihrem Bauch ein- und ausströmt, ein aufgerolltes Seil ist, wobei die letzte Windung immer in der Körpermitte verbleibt.

Lektion 5

Wie man den Atem einsetzt, um die Körpermitte zu entwickeln

In dieser Lektion werden mehr Übungen wiederholt als in allen vorhergehenden. Es ist auf dieser fortgeschrittenen Stufe nötig, sich genügend Zeit zu nehmen und noch einmal zu wiederholen, auf welche Art und Weise diese Übungen unsere Atmung fördern. Ein tiefes Verständnis der Bewegungen und Stellungen entwickelt die Atemtechnik und fördert das Vertrauen in zukünftige eigene Schritte.

Diese Lektion ist die längste des ganzen Buches. Man kann die Anzahl der am Ende jeder Übung vorgeschlagenen Wiederholungen auch verringern. Wenn man wenig Zeit oder Kraft hat, ist es besser, die Wiederholungsübungen weniger oft zu machen, als eine ganze Übung auszulassen, denn die Übungen sind – einschließlich der Wiederholungen – so aufgebaut, daß sie sanft und wirksam von einer zur nächsten führen.

WIEDERHOLUNG DER ÜBUNGEN 18, 19 UND 20 AUS LEKTION 4

Wiederholen Sie die Übungen 18, 19 und 20 so oft, bis Sie Ihnen geläufig und vertraut sind. Sie sollten jetzt in der Lage sein, diese Übungen effektiver und mit einem tieferen Verständnis durchzuführen als beim erstenmal in der vorhergehenden Lektion.

ÜBUNG 23

Weitere Dehnung des ganzen unteren Bereichs

Die Bewegungen dieser Übung sind sehr einfach. Sie haben zum Ziel, die Kontrolle des Atemflusses zu üben und dabei die Ausatmung zu verlängern und die Einatmung zu verkürzen. Beim Sprechen und Singen atmet man kurz ein und langsam aus, so daß die Atemstütze für einen Satz ausreicht.

Bei Punkt 7 könnte es Ihnen vielleicht etwas schwindlig werden, wenn Sie sich zu schnell aufrichten oder wenn Sie es nicht gewohnt sind, sich nach vorne zu beugen. Entspannen Sie sich, dann wird es schnell vorübergehen.

Wenn Sie stehen und sich so weit wie möglich nach vorne beugen, wird das Gewicht des Oberkörpers vom Beckenboden getragen und unterstützt. Man atmet in dieser Stellung praktisch automatisch in die Körpermitte.

Achten Sie bei dieser Übung darauf, daß Sie mit dem Atemtempo Schritt halten können, damit es Ihnen möglich ist, die Ausatmung zu verlängern.

1. Stehen Sie aufrecht, die Füße 45 bis 50 cm weit auseinander, die Zehen zeigen leicht nach außen.

2. Legen Sie die Hände in die Taille, die Handflächen nach innen, und die Daumen zeigen zum Rücken (vgl. Abb. 63).

3. Beugen Sie sich aus der Hüfte so weit wie möglich nach vorne (vgl. Abb. 64).

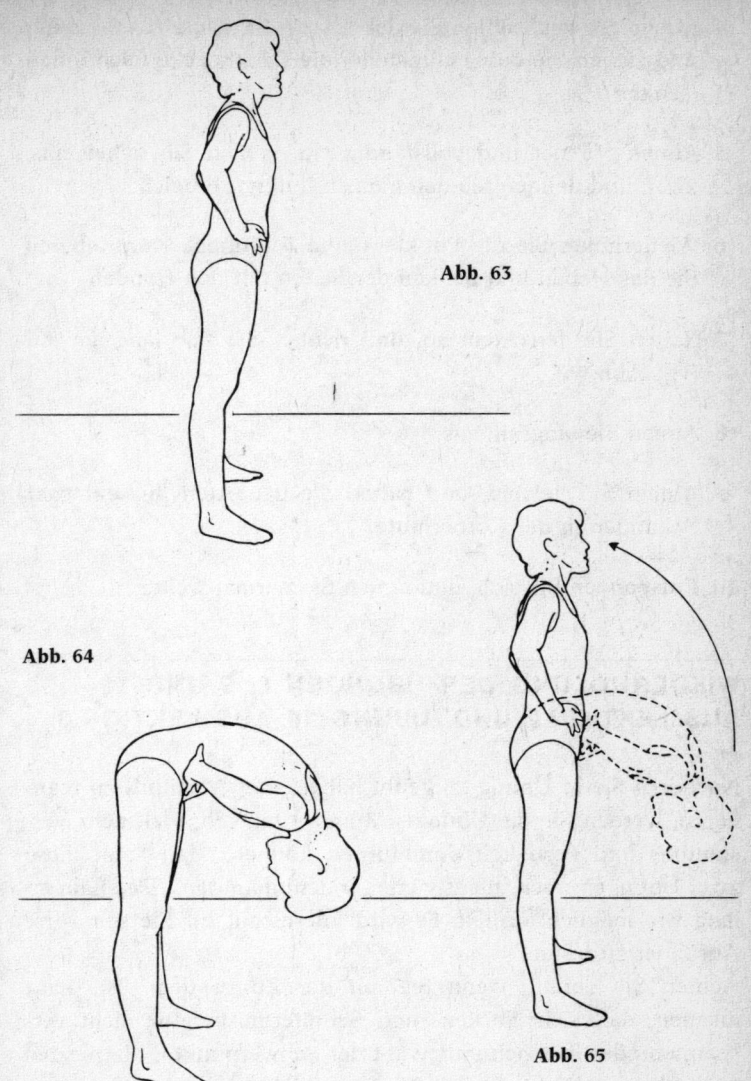

Abb. 63

Abb. 64

Abb. 65

4. Atmen Sie aus, zählen Sie dabei langsam von eins bis zwölf, und ziehen Sie dabei allmählich die Bauchdecke nach innen (senken).

5. Atmen Sie tief und vollständig ein, zählen Sie dabei eins, zwei, und dehnen Sie den ganzen unteren Bereich.

6. Wiederholen Sie die Punkte 4 und 5 fünfmal. Kontrollieren Sie das Heben und Senken der Seiten mit den Händen.

7. Halten Sie den Atem an, und richten Sie sich langsam auf (vgl. Abb. 65).

8. Atmen Sie langsam aus.

9. Atmen Sie tief ein, und halten Sie den Atem für ein paar Sekunden in der Körpermitte.

10. Entspannen Sie sich, und atmen Sie normal weiter.

WIEDERHOLUNG DER ÜBUNGEN 8, 9 UND 11 AUS LEKTION 2 UND ÜBUNG 14 AUS LEKTION 3

Nachdem Sie in Übung 23 geübt haben, den Atemfluß zu regulieren, werden Sie die Übungen 8 und 9 mit sehr viel mehr Verständnis und Fertigkeit durchführen können. Man kann diese zwei Übungen noch intensivieren, indem man den »Tse«-Laut so lang wie möglich aushält. Es wird interessant für Sie sein, Ihre Ausdauer zu testen.

Achten Sie darauf, wenn Sie mit der Zunge den »Tse«-Laut machen, daß sich Nacken- und Schultermuskulatur nicht verspannen oder daß sich unbewußt der Schwerpunkt (Solarplexus) nach oben verlagert. Bleiben Sie in der Körpermitte.

Das Empfinden der Körpermitte

Diese Übung legt die Konzentration auf einen Bereich des Körpers, der bei westlichen Körperübungen selten miteinbezogen wird. Der Anusschließmuskel ist ein sehr empfindsamer Teil des Beckenbodens. Wenn Sie diesen Muskel beim Schlucken anspannen, spüren Sie eine direkte Verbindung zwischen der Körpermitte und der Rachenöffnung. Verbindet man dieses Empfinden mit einer kontrollierten Ausatmung, erfährt man ein intensives Bewußtsein für den Solarplexus.

Wenn man die Zehen nach unten zeigen läßt und die Fersen nach oben zieht, so wie es unter Punkt 5 dieser Übung angegeben ist, verstärkt man die Kraft des ganzen unteren Bereichs.

Das größte Bewußtsein für die Körpermitte erreicht man, wenn man die Beine, wie unter Punkt 8 beschrieben, langsam zum Boden senkt.

1. Liegen Sie flach am Boden. Geben Sie die Hände an den Körper, die Handflächen nach unten, halten Sie die gestreckten Beine geschlossen, und strecken Sie die Zehen (vgl. Abb. 66).

2. Atmen Sie tief und vollständig ein, zählen Sie dabei langsam von eins bis drei, und heben Sie den unteren Bauch.

3. Halten Sie den Atem an.

4. Heben Sie die Beine geschlossen in Richtung Decke. (Wenn es Ihnen schwerfällt, die Bewegung mit geschlossenen Beinen zu machen, beugen Sie die Knie zur Brust, und strecken Sie dann die Beine, so gerade wie möglich.)

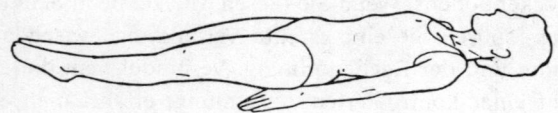

Abb. 66

5. Lassen Sie die Zehen nach unten zeigen, und ziehen Sie die Fersen nach oben (vgl. Abb. 67).

6. Ziehen Sie den Anusschließmuskel zusammen.

7. Geben Sie die Zungenspitze fest an die Schneidezähne, und schlucken Sie.

8. Halten Sie die unter Punkt 4 bis 6 beschriebene Stellung, atmen Sie aus, zählen Sie dabei langsam von eins bis zehn, und senken Sie gleichzeitig die Beine in die Ausgangslage am Boden (vgl. Abb. 68).

9. Atmen Sie rasch und tief ein, zählen Sie dabei langsam von eins bis drei.

10. Bleiben Sie liegen, und halten Sie den Atem drei Sekunden an.

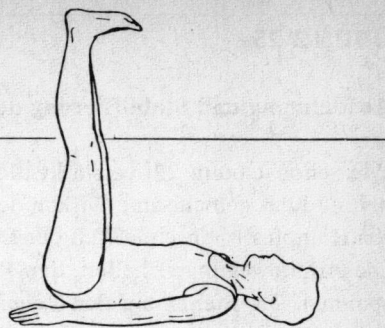

Abb. 67

11. Atmen Sie aus, und entspannen Sie sich einen Augenblick.

12. Wiederholen Sie die Stufen 2 bis 11 noch zweimal.

13. Setzen Sie sich langsam auf. Ziehen Sie die Knie an den Brustkorb.

14. Atmen Sie ein paarmal tief, und entspannen Sie sich.

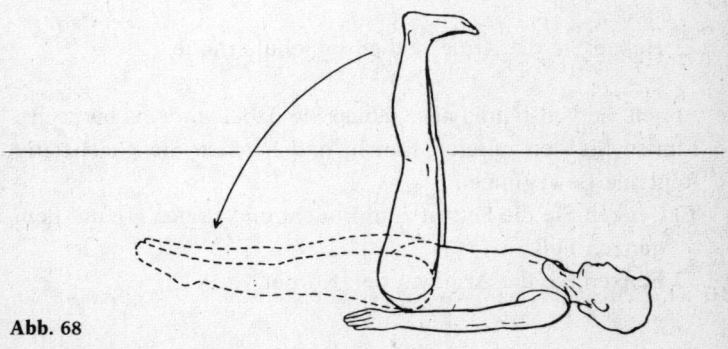

Abb. 68

ÜBUNG 25

Ausdehnung und Stabilisierung des Atems in der Körpermitte

Wie schon Übung 22, verstärkt diese Übung die Ausgeglichenheit und das gemeinsame Wirken des oberen, mittleren und unteren Rumpfes – einschließlich der Lunge.
Die Armbewegungen helfen, den Rumpf zu weiten und zu entspannen. Das Stehen auf den Zehenspitzen kräftigt den Beckenboden.

1. Stehen Sie aufrecht, die Füße 20 bis 25 cm weit auseinander. Lassen Sie die Arme und Hände an der Seite hängen (vgl. Abb. 69).

2. Atmen Sie vollkommen aus, zählen Sie dabei langsam von eins bis zehn, und senken Sie die Bauchdecke.

3. Atmen Sie vollkommen ein, zählen Sie dabei langsam von eins bis fünf, blähen Sie den ganzen unteren Bereich, und machen Sie gleichzeitig folgende Bewegungen (vgl. Abb. 70):
   ☐ Heben Sie die Fersen, und stellen Sie sich auf die Zehenspitzen.
   ☐ Heben Sie die Arme seitlich in Schulterhöhe.

4. Atmen Sie vollständig aus, zählen Sie dabei von eins bis sechs, senken Sie den unteren Bauch, und machen Sie gleichzeitig folgende Bewegungen:
   ☐ Senken Sie die Fersen zum Boden, und stehen Sie auf dem ganzen Fuß.
   ☐ Senken Sie die Arme an den Körper.

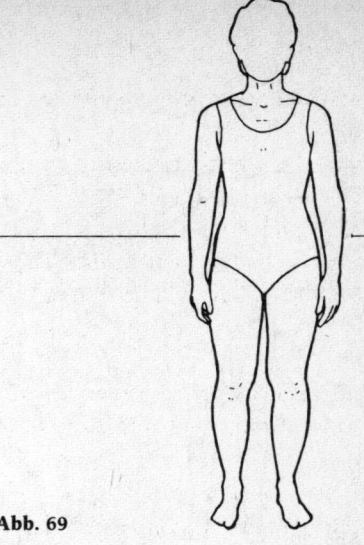

Abb. 69

5. Atmen Sie vollständig ein, zählen Sie dabei von eins bis fünf, blähen Sie den ganzen unteren Bereich, und machen Sie gleichzeitig folgende Bewegungen (vgl. Abb. 71):
   - ☐ Heben Sie die Fersen, und stellen Sie sich auf die Zehenspitzen.
   - ☐ Heben Sie die Arme nach vorne und hoch zur Decke.

6. Atmen Sie vollkommen aus, zählen Sie dabei langsam von eins bis zehn, senken Sie die Bauchdecke, und machen Sie gleichzeitig folgende Bewegungen:
   - ☐ Senken Sie die Fersen zum Boden, und stehen Sie auf dem ganzen Fuß.
   - ☐ Senken Sie die Arme an den Körper.

7. Wiederholen Sie die Stufen 3 bis 6 achtmal.

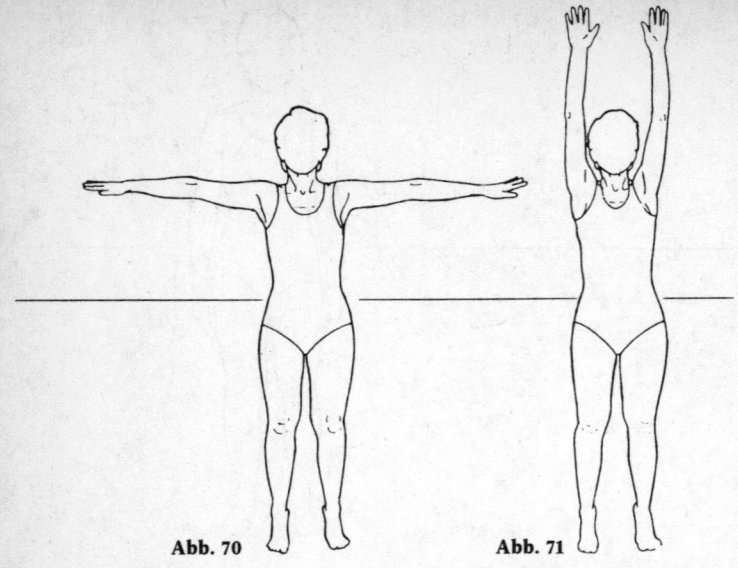

Abb. 70   Abb. 71

ÜBUNG 26

Intensivierung des Empfindens für die Körpermitte

Bei dieser Übung wird noch einmal der Anusschließmuskel mit einbezogen.

Das Ballen der Fäuste und gleichzeitiges Zusammenziehen des Anusschließmuskels konzentriert den Energieschwerpunkt in die Körpermitte, bis hinauf zum Zwerchfell.

Achten Sie darauf, daß Sie Schultern und Nacken entspannt lassen, wenn Sie die Fäuste ballen, denn Verspannungen in diesem Bereich verhindern, daß der Atem tief in die Lunge fließen kann.

1. Stehen Sie aufrecht, die Füße 30 bis 35 cm weit auseinander. Lassen Sie die Arme hängen.

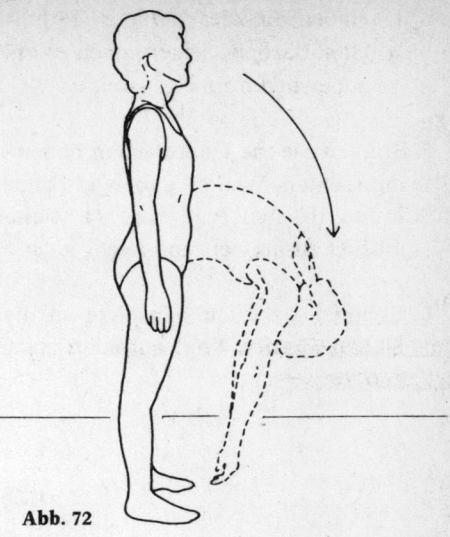

Abb. 72

2. Atmen Sie aus, zählen Sie dabei langsam von eins bis acht, und machen Sie gleichzeitig folgende Bewegungen:
   □ Beugen Sie sich aus der Hüfte langsam so weit wie möglich nach vorne, halten Sie die Beine gerade (vgl. Abb. 72).
   □ Senken Sie den unteren Bauch.

3. Halten Sie die vorwärtsgebeugte Stellung, geben Sie die Handflächen auf die Knie, die Finger zeigen nach innen. Winkeln Sie die Ellbogen an, und spreizen Sie sie nach außen (vgl. Abb. 73).

4. Atmen Sie ein, zählen Sie dabei langsam von eins bis sieben, und machen Sie gleichzeitig folgende Bewegungen:
   □ Richten Sie sich langsam wieder zum Stehen auf.

129

☐ Heben Sie die Hände in Kopfhöhe vor das Gesicht, die Handflächen zeigen nach vorne, die Ellbogen bleiben angewinkelt und gespreizt.

5. Bringen Sie die Handflächen neben den Kopf, die Arme sind im rechten Winkel gebeugt. Schließen Sie die Hände zu festen Fäusten (vgl. Abb.74). Ziehen Sie den Anusschließmuskel zusammen und leicht nach oben.

6. Geben Sie die Zungenspitze an die oberen Schneidezähne. Halten Sie den Kopf aufrecht, etwas zurückgeneigt. Schlucken Sie.

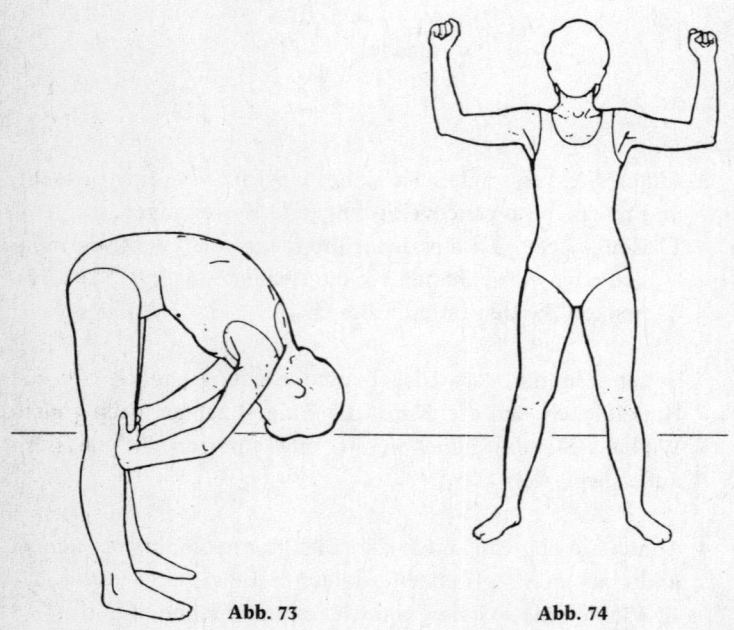

Abb. 73   **Abb. 74**

7. Atmen Sie sofort so langsam wie möglich aus, und machen Sie gleichzeitig folgende Bewegungen:
   - ☐ Halten Sie die Fäuste geballt, und strecken Sie die Arme allmählich aus, bis die Fäuste am Körper sind.
   - ☐ Halten Sie den Anusschließmuskel ein- und hochgezogen.

8. Atmen Sie weiter langsam aus. Sie sollten jetzt Ihre Körpermitte und alle Muskeln im ganzen unteren Bereich spüren, wie sie angespannt sind und Energie ausstrahlen. Halten Sie die Muskelspannung, bis Sie vollkommen ausgeatmet haben.

9. Lockern Sie die Fäuste. Atmen Sie mehrere Male ein und aus.

10. Wiederholen Sie diese Übung noch zweimal, und ruhen Sie sich zwischendurch aus.

Gedanken zu den Lektionen 1 bis 5

Nachdem Sie die ersten fünf Lektionen beendet haben, müßten Sie jetzt über eine klare geistige Vorstellung verfügen, wo sich das Sonnengeflecht, das Zentrum für die Tiefenatmung befindet. In diesem fortgeschrittenen Stadium, in dem sich Ihr Bewußtsein für die Beherrschung des Atems schon sehr verstärkt hat, werden Ihnen von nun an keine genauen Zähleinheiten mehr vorgeschrieben. Die Ein- und Ausatmungen werden jetzt entspannter und spontaner fließen. Die weniger genau vorgeschriebenen Anweisungen geben Ihnen einen größeren Spielraum und mehr Möglichkeiten, selber sensibel zu experimentieren und die Übungen Ihren individuellen Fähigkeiten anzupassen.

Sie brauchen das Heben und Senken des Bauches nicht mehr so stark betonen. Die Muskeln im ganzen unteren Bereich sind jetzt sensibilisiert, beweglich und empfänglich. Auch wenn Sie nur leicht gedehnt werden, ist das schon sehr wirkungsvoll. Dennoch wird eine gelegentliche gewissenhafte Wiederholung der früheren Übungen diese Muskeln davor bewahren, wieder schlaff und unempfänglich zu werden.

Lektion 6

Umsetzung des Atems

In den 26 Übungen der ersten fünf Lektionen haben wir alle wichtigen und entscheidenden Muskelbewegungen durchgenommen, die für die tiefe Bauchatmung von Bedeutung sind und das Bewußtsein für die Energie des Sonnengeflechts fördern.

In Lektion 6 sind viele der vorhergehenden Übungen enthalten, deren Wiederholung sehr sinnvoll ist, da man erst jetzt vieles entdecken kann, was man beim ersten Durchgang noch gar nicht wahrgenommen hat.

Die folgende Autosuggestion dient der Vertiefung der Einatmung und der Verlängerung der Ausatmung.

AUTOSUGGESTION

Bücherstapel

Stellen Sie sich das Einatmen geistig so vor, als würden Sie Bücher aufeinanderstapeln. Sie fangen unten damit an und stapeln ein Buch nach dem anderen aufeinander. Je höher der Stapel wird, desto schwerer wird das Gewicht, das auf dem untersten Buch lastet. Mit der Ausatmung räumen Sie die Bücher von oben an wieder ab, bis auf das unterste, welches bis zum Schluß liegenbleibt. Sie können so schnell oder so langsam stapeln, wie Sie möchten, es kommt nur darauf an, daß der Vorgang gleichmäßig geschieht.

Von jetzt an ist die Stellung der Zunge für die Atmung nicht mehr von so großer Bedeutung, solange sie die Schneidezähne berührt. Damit ist gewährleistet, daß die Zunge nicht nach hinten rutscht und den Atemfluß im Rachen behindert. Eine entspannte Zunge ist für die Tiefenatmung immer sehr wichtig.

Die folgende Autosuggestion zeigt, ob Sie mit der Energie, die Sie jetzt im Solarplexus schaffen können, umzugehen wissen.

AUTOSUGGESTION

Strahlendes Gesicht

1. Halten Sie sich einen Spiegel vor das Gesicht, und schauen Sie hinein.

2. Machen Sie einen angenehmen, tiefen Atemzug, und atmen Sie aus.

3. Schauen Sie sich tief in die Augen, während Sie tief einatmen, und atmen Sie aus.

4. Nehmen Sie den Spiegel herunter, aber lassen Sie die Augen weiter geradeaus schauen.

5. Denken Sie ein Lächeln. Machen Sie noch einen angenehmen tiefen Atemzug, und atmen Sie aus.

6. Blicken Sie nach oben, geben Sie, während Sie durch die Nase einatmen, den Kopf in den Nacken.

7. Halten Sie den Atem an, und lassen Sie ihn einen Augenblick in der Körpermitte kreisen.

8. Atmen Sie langsam und gleichmäßig durch die Nase aus, und stellen Sie sich dabei vor, wie ein warmes Leuchten aus

Ihrem Sonnengeflecht ausstrahlt. Holen Sie gleichzeitig Ihren Blick wieder zurück, und senken Sie den Kopf.

9. Lächeln Sie über das ganze Gesicht, denken Sie an etwas Schönes, und atmen Sie vollständig aus.

10. Atmen Sie mit dem Lächeln ein und aus. Spüren Sie, wie Ihre Augen leuchtende Wärme ausstrahlen.

11. Sie sind von einem strahlenden Glanz umgeben!

12. Gehen Sie entspannt und zufrieden zu Übung 27 über.

ÜBUNG 27

Kräftigung der Bauchmuskulatur

Wenn Sie die Arme hochheben und die Finger nach oben zeigen lassen, dehnen Sie die gesamte Länge Ihres Rumpfes so weit wie möglich.
Weit gespreizte Füße helfen Ihnen, den Beckenboden zu dehnen und zu festigen, aber gleichzeitig besteht die Gefahr, daß Sie ein Hohlkreuz machen und den unteren Teil der Wirbelsäule nach hinten biegen. Strecken Sie, um dem entgegenzuwirken, den ganzen Körper so stark wie möglich. Ziehen Sie gleichzeitig, noch bevor Sie ausatmen, den Bauch leicht nach innen.

1. Stehen Sie aufrecht, die Füße so weit wie möglich auseinander, ohne daß Sie das Gleichgewicht verlieren. Stellen Sie die Zehen leicht nach außen.

2. Strecken Sie die Arme weit nach oben, die Finger zeigen zur Decke, die Handflächen nach vorne (vgl. Abb. 75).

3. Atmen Sie vollkommen aus, und machen Sie dazu folgende Bewegungen:
   ☐ Beugen Sie sich nach vorne, und berühren Sie Ihre Zehen (vgl. Abb. 76). Wenn Sie die Zehen nicht erreichen, beugen Sie sich, so weit es geht.
   ☐ Heben Sie die Bauchdecke.

4. Atmen Sie langsam von unten her ein, und machen Sie dazu folgende Bewegungen:
   ☐ Richten Sie sich langsam auf, und strecken Sie Arme und Hände über den Kopf (vgl. Abb. 77).
   ☐ Senken Sie den ganzen unteren Bereich.

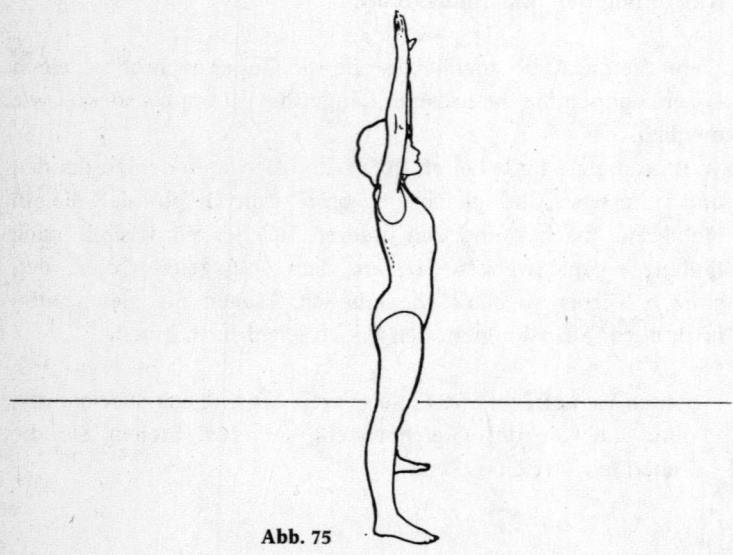

Abb. 75

5. Wiederholen Sie die Punkte 5 und 6 fünfmal.

6. Bleiben Sie mit hoch erhobenen Händen stehen. Atmen Sie aus.

7. Verharren Sie drei Sekunden regungslos; geben Sie dann die Hände herunter.

8. Atmen Sie tief ein, atmen Sie aus, entspannen Sie sich.

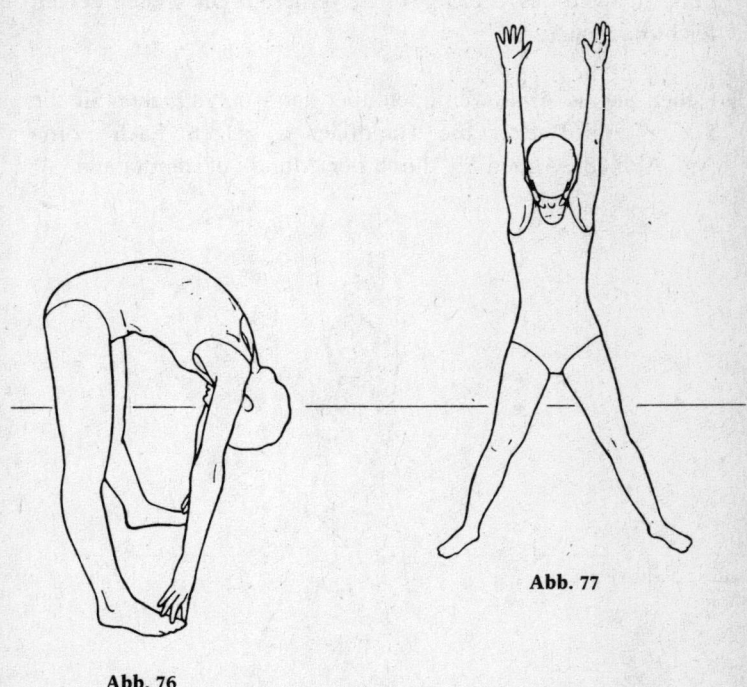

Abb. 76

Abb. 77

ÜBUNG 28

Kräftigung der unteren Rückenmuskulatur

Mit dieser Übung werden die gleichen Bereiche angesprochen wie in Übung 27. Beachten Sie jedoch, daß sich die Betonung dadurch, daß der Atemvorgang umgedreht wird, vom Bauch auf den unteren Rücken verlagert.

1. Stehen Sie aufrecht, die Füße so weit wie möglich auseinander, ohne daß Sie das Gleichgewicht verlieren. Die Zehen zeigen leicht nach außen.

2. Heben Sie die Arme weit hoch über den Kopf, strecken Sie die Finger zur Decke, die Handflächen zeigen nach vorne (vgl. Abb. 78). Atmen Sie durch den Mund vollständig aus.

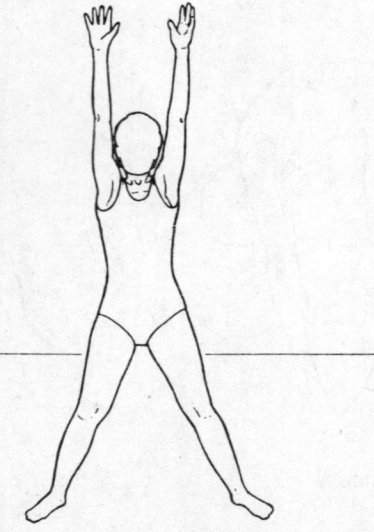

Abb. 78

3. Atmen Sie langsam von unter her ein, und machen Sie dazu folgende Bewegungen:
   □ Beugen Sie sich nach vorne, und berühren Sie Ihre Zehen (vgl. Abb. 79). Wenn Sie die Zehen nicht erreichen, beugen Sie sich, so weit es geht.
   □ Heben Sie den ganzen unteren Bereich.

4. Atmen Sie vollständig durch den Mund aus, und machen Sie dazu folgende Bewegungen:
   □ Richten Sie sich langsam auf, strecken Sie Arme und Hände zur Decke.
   □ Senken Sie die Bauchdecke.

5. Wiederholen Sie die Punkte 3 und 4 fünfmal.

6. Bleiben Sie aufrecht mit erhobenen Armen stehen. Atmen Sie tief ein.

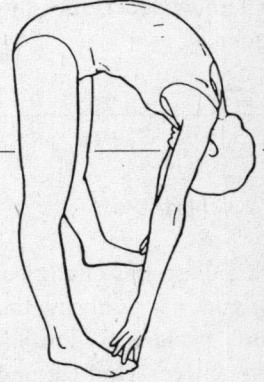

Abb. 79

7. Halten Sie den Atem eine Sekunde an.

8. Senken Sie die Hände, atmen Sie aus, und entspannen Sie sich.

WIEDERHOLUNG VON ÜBUNG 12 AUS LEKTION 3, ÜBUNG 10 AUS LEKTION 2 UND ÜBUNG 17 AUS LEKTION 3

Die Übungen 12, 10 und 17 bilden eine Übungsreihe. Verbinden Sie die Wiederholung mit der folgenden Autosuggestion.

AUTOSUGGESTION

Creme

Stellen Sie sich geistig vor, daß Sie eine dicke, sahnige Creme einatmen. Atmen Sie die dicke Substanz aus, und lassen Sie die Sahne in den Solarplexus fließen, wo Sie in Energie umgewandelt wird. Sie lernen dabei, diese wertvolle Energie zu lenken und aufzunehmen.

ÜBUNG 29

Stärkung der Körpermitte

Die Atmung, die diese Bewegung begleitet, arbeitet intensiv am Zwerchfell und regt das Sonnengeflecht an.
Die Stufen 3 und 4 scheinen schwierig zu sein. Bewegen Sie einfach Ihre Fäuste abwechselnd auf und ab, während Sie die Hüfte

schwingen. Wenn Sie die Knie beugen und mit den Zehen auf die Spitze gehen, hilft Ihnen das, die Balance zu halten und sich dem Wiegen anzupassen. Bei dieser Bewegung wird die Mitte des Rumpfes, wo sich das Zwerchfell befindet, abwechselnd auf beiden Seiten zusammen- und auseinandergezogen und damit die Beweglichkeit entwickelt.

1. Stehen Sie aufrecht, die Füße schulterbreit auseinander. Heben Sie die Arme seitlich bis in Schulterhöhe. Winkeln Sie dann die Ellbogen um 90 Grad nach oben. Halten Sie die Ellbogen in Schulterhöhe. Ballen Sie Ihre Hände zu Fäusten, die Handflächen weisen nach vorne (vgl. Abb. 80). Atmen Sie vollständig aus, und senken Sie den unteren Bauch.

2. Atmen Sie langsam, tief und vollkommen ein. Halten Sie den Atem an. Ziehen Sie den Anusschließmuskel zusammen und leicht nach oben. Schlucken Sie dann, und bewahren Sie die Anspannung im Solarplexus.

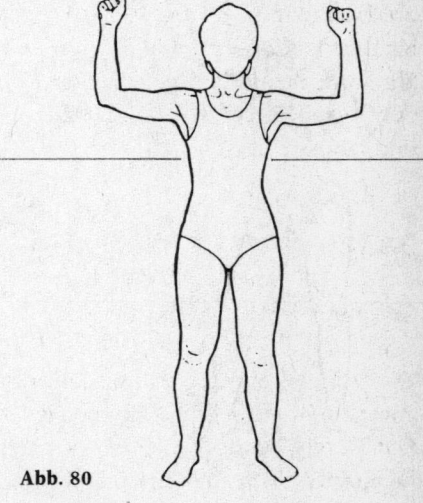

Abb. 80

3. Halten Sie den Anusschließmuskel angespannt. Während Sie
   kräftig in zwei aufeinanderfolgenden Stößen ausblasen, sen-
   ken Sie den Bauch. Gleichzeitig mit dem ersten Stoß machen
   Sie folgende Bewegungen:
   ☐ Ziehen Sie die rechte Faust nach unten, und drücken Sie
     die linke Faust noch oben.
   ☐ Schwingen Sie die rechte Hüfte nach rechts.
   ☐ Beugen Sie das linke Knie leicht nach vorne, und heben
     Sie den linken Fuß auf die Zehenspitzen (vgl. Abb. 81).
   Mit dem zweiten Stoß machen Sie folgende Bewegungen:
   ☐ Drücken Sie die rechte Faust nach oben, und ziehen Sie
     die linke Faust nach unten.
   ☐ Schwingen Sie die linke Hüfte nach links.
   ☐ Beugen Sie das rechte Knie leicht nach vorne, und heben
     Sie den rechten Fuß auf die Zehenspitzen (vgl. Abb. 82).

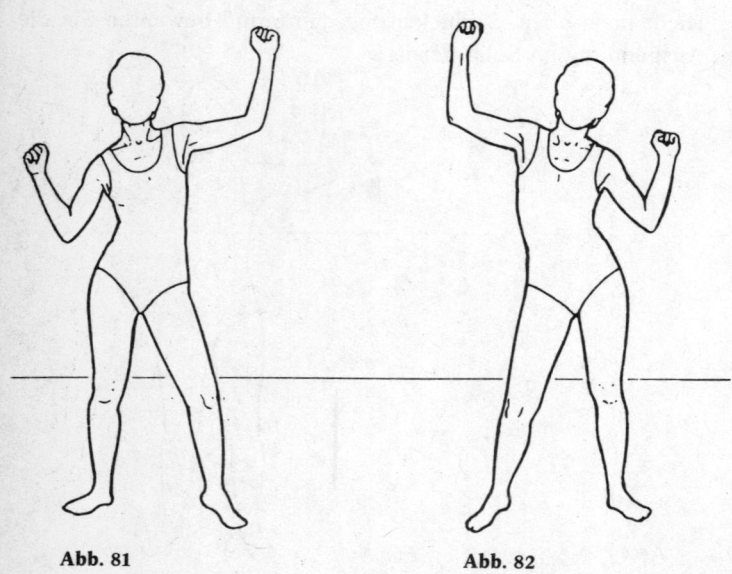

Abb. 81   **Abb. 82**

4. Atmen Sie kräftig durch die Nase in zwei aufeinanderfolgen-
   den Atemstößen ein, heben Sie den unteren Bauch. Machen
   Sie mit der ersten Atmung folgende Bewegungen:
   ☐ Ziehen Sie die rechte Faust nach unten, und drücken Sie
     die linke Faust nach oben.
   ☐ Schwingen Sie die rechte Hüfte nach rechts.
   ☐ Beugen Sie das linke Knie leicht nach vorne, und heben
     Sie den linken Fuß auf die Zehenspitzen (vgl. Abb. 83).
   Mit der zweiten Atmung machen Sie folgende Bewegungen:
   ☐ Drücken Sie die rechte Faust nach oben, und ziehen Sie
     die linke Faust nach unten.
   ☐ Schwingen Sie die linke Hüfte nach links.
   ☐ Beugen Sie das rechte Knie leicht nach vorne, und heben
     Sie den rechten Fuß auf die Zehenspitzen (vgl. Abb. 84).

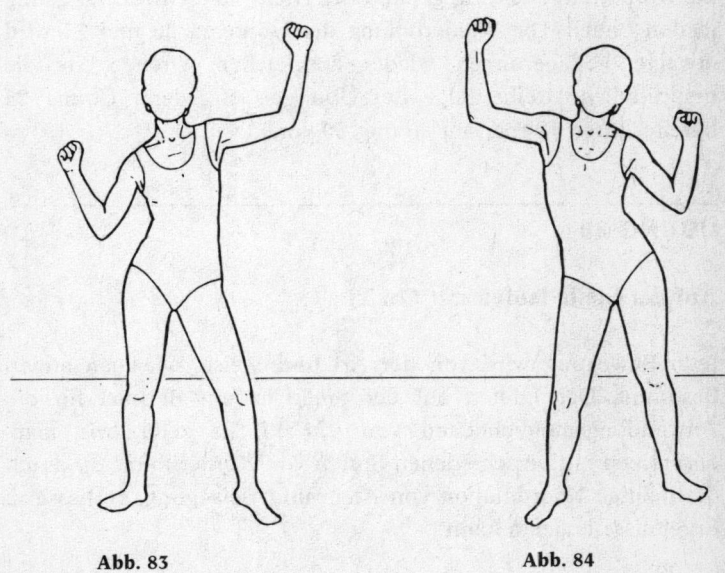

Abb. 83   **Abb. 84**

5. Wiederholen Sie die Stufen 3 und 4 zehnmal, halten Sie den Anusschließmuskel angespannt. Beenden Sie die Bewegungsfolge mit einer Einatmung. Senken Sie Schultern und Ellbogen.

6. Atmen Sie langsam aus, geben Sie die Hände an die Seite.

7. Atmen Sie ein und aus, entspannen Sie sich.

WIEDERHOLUNG DER ÜBUNGEN 26 UND 25 AUS LEKTION 5

Übung 29 verlangte Genauigkeit und hat sehr viel Betonung auf den mittleren Rumpf gelegt. Wenn man den unteren Rumpf und die Körpermitte vergißt, gelangt der Atem nur schwer tief genug in den Bauch. Die Wiederholung der Übungen 26 und 25 wird etwaige Verlagerungen wieder ausgleichen. Drehen Sie die ursprüngliche Reihenfolge der Übungen um, denn Übung 25 bereitet Ihren Körper auf Übung 30 vor.

ÜBUNG 30

Auf der Stelle laufen mit Chi Yi

Jede Bewegung wird von der Art und Weise, wie man atmet, bestimmt. Das Laufen auf der Stelle ist ein Beispiel für die Anwendungsmöglichkeiten von *Chi Yi*. Es zeigt, wie man, zusammen mit verschiedenen Stufen von Körperübungen, durch die richtige Koordination von Atem und Bewegung, verbesserte Ergebnisse erzielen kann.

1. Stehen Sie aufrecht, die Füße wie in Ausgangsstellung zum Laufen. Geben Sie die Arme und Hände in bequeme Laufhaltung. Die Hände sollten locker und entspannt sein (vgl. Abb. 85).

2. Während dieser Übung atmen Sie ganz natürlich durch den Punkt, an dem sich Nase und Rachen treffen. Die Zähne bleiben leicht auseinander, der Unterkiefer entspannt. Legen Sie die Zungenspitze leicht an die unteren Schneidezähne.

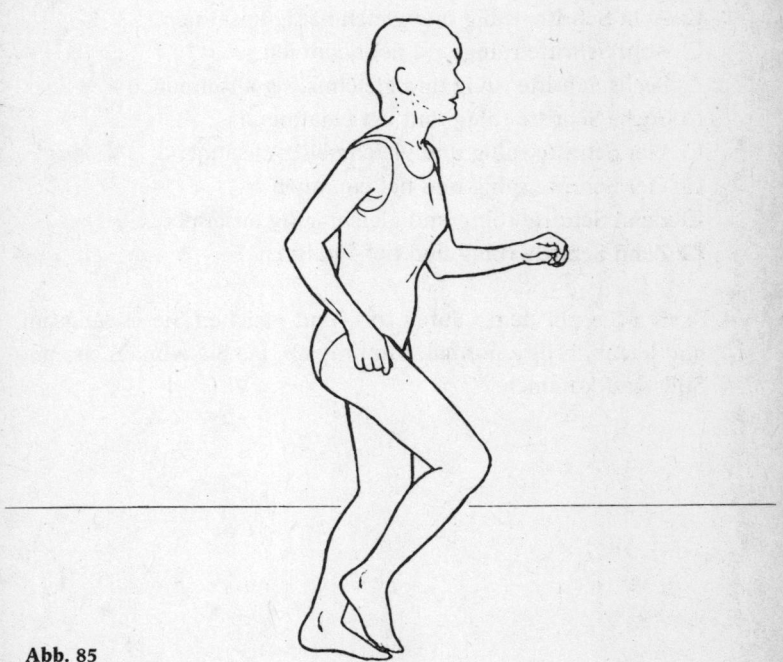

Abb. 85

3. Fangen Sie an, langsam und gleichmäßig auf der Stelle zu laufen. Senken Sie den unteren Bauch beim Ausatmen, und heben Sie den ganzen unteren Bereich beim Einatmen. Atmen Sie abwechselnd nach folgendem Muster ein und aus:

- ☐ Vier Schritte ruhig und gleichmäßig ausatmen.
- ☐ Vier Schritte ruhig und tief einatmen.
- ☐ Sechs Schritte ruhig und gleichmäßig ausatmen.
- ☐ Sechs Schritte ruhig und tief einatmen.
- ☐ Acht Schritte ruhig und gleichmäßig ausatmen.
- ☐ Acht Schritte ruhig und tief einatmen.
- ☐ Zehn Schritte ruhig und gleichmäßig ausatmen.
- ☐ Zehn Schritte ruhig und tief einatmen.
- ☐ Acht Schritte ruhig und gleichmäßig ausatmen.
- ☐ Acht Schritte ruhig und tief einatmen.
- ☐ Sechs Schritte ruhig und gleichmäßig ausatmen.
- ☐ Sechs Schritte ruhig und tief einatmen.
- ☐ Vier Schritte ruhig und gleichmäßig ausatmen.
- ☐ Vier Schritte ruhig und tief einatmen.
- ☐ Zehn Schritte ruhig und gleichmäßig ausatmen.
- ☐ Zehn Schritte ruhig und tief einatmen.

4. Fahren Sie mit dem Laufen fort, und gleichen Sie es langsam und leicht an Ihre normale Atmung an, bis Sie allmählich zum Stillstand kommen.

Gedanken zu Lektion 6

In dieser Lektion kam es vor allem darauf an, das Bewußtsein für
den Solarplexus noch mehr zu schärfen und zu lernen, dieses
Bewußtsein auf jede Aktivität anzuwenden. Wenn Sie sich diese
Lektion erarbeitet haben, sollten die Muskeln, die in die *Chi Yi*-
Übungen einbezogen werden, ohne Probleme auf Ihre Befehle
reagieren. Nehmen Sie sich die Freiheit, Ihre eigene Routine zu
entwickeln, und nehmen Sie das Gelernte in Ihre täglichen
Handlungen auf.

Wiederholen Sie häufig die Übungen, die für Sie am besten sind.
Übersehen oder unterschätzen Sie die Übungen der Anfangslek-
tionen nicht; jede von ihnen hat ihren ganz besonderen Wert.
Seien Sie geduldig und ausdauernd in der Praxis und Anwendung von *Chi Yi*. Die mühevollen ersten Anstrengungen werden
bald fließender, und schließlich wird die flache Atmung für Sie
ganz unbequem, uneffektiv und unnatürlich sein. Dann werden
Sie erkennen, daß Sie die Kunst des Atmens gemeistert haben.

Teil III

Anwendungsmöglichkeiten für Chi Yi

Wie man die Energie des Sonnengeflechts anwendet

Wenn Sie sich die sechs Lektionen aus Teil zwei erarbeitet haben, verfügen Sie über eine starke und gefestigte Grundlage des *Chi Yi*. Wie bei allen wertvollen Fertigkeiten muß man auch bei *Chi Yi* die Techniken konsequent üben, um die Kunst des Atmens nicht zu verlernen. Regelmäßiges Bemühen und die Beherrschung aller Lektionen gewährleisten erfolgreiche Ergebnisse.

Nun, da Ihr Bewußtsein für die Körpermitte fest begründet ist, sind Sie für die Aufgaben, die sich Ihnen in allen Bereichen des täglichen Lebens stellen, aufs beste ausgerüstet. Die folgenden Anwendungsmöglichkeiten zeigen Ihnen, wie man die *Chi Yi*-Techniken für die Anforderungen des täglichen Lebens einsetzen kann und wie sie die Gesundheit und das Wohlbefinden steigern, wenn man sie ausübt. Nachdem Sie mit diesen Anwendungen gearbeitet haben, wird es Ihnen ein leichtes sein, sich Ihr eigenes *Chi Yi*-Übungsprogramm zusammenzustellen.

Durch die Beherrschung der inneren Energie lernt man, die menschlichen Möglichkeiten in ihrer ganzen Fülle zu verwirklichen. Unkontrollierte innere Energien verursachen Verspannungen und Streß. Es ist unmöglich, unerwünschte Spannungen und Streß einfach abzulegen. Man muß sie umwandeln. *Chi Yi*-Techniken befähigen einen, unerwünschte Spannungen und Streß in den Solarplexus zu lenken, von wo aus sie als positive Energie durch den ganzen Körper kreisen.

Die grundlegenden *Chi Yi*-Techniken haben Sie inzwischen gemeistert, konzentrieren Sie sich deshalb auf die fortgeschrittenen Stellungen aus Teil II. Die Dampf-Trichter-Autosuggestion wird Ihnen dabei helfen, den Energiekreislauf zu intensivieren. Behalten Sie diese Vorstellung, auch während Sie die Anwendungen üben, im Hinterkopf.

Wenn Sie sich bei dieser Autosuggestion die eingeatmete Luft als Wasser vorstellen, läßt das den Atem besonders gut nach unten in den Körper fließen. Bei der Ausatmung denkt man sich die Luft als warmes Wasser und Dampf, die nach oben gepumpt werden. Dies gibt Ihnen ein Gefühl für die Länge der Ausatmung. Sie werden spüren, wie diese Übung einen warmen inneren Energiefluß in Ihr Gesicht und in den Kopf fließen läßt. Stellen Sie sich die innere Energie als einen warmen Strom vor, der lebendige Empfindungen auslöst, die man leicht erspüren und beobachten kann.

AUTOSUGGESTION

Dampf-Trichter

Gehen Sie in Gedanken an den Punkt im Rachen, an dem der innere Teil der Nase einmündet, und stellen Sie sich vor, dies wäre die Öffnung eines Trichters, der in eine Röhre mündet, die weit hinunter bis in den Körperschwerpunkt reicht, in dem sich ein Propeller in Startposition befindet (vgl. Abb. 86). Mit dem Beginn der Einatmung denken Sie sich die Luft als Wasser, welches in den Trichter und nach unten fließt, um die Propellerflügel anzuwerfen. Lassen Sie den Propeller ein paar Sekunden lang in Fahrt kommen, er heizt sich auf und setzt eine strahlende, leuchtende Energie frei, durch die gleichzeitig genügend Kraft frei wird, um die Ausatmung, in Form von warmem Wasser und Dampf, in Gang zu setzen.

Es ist dieser Rückfluß energetisierter Luft, der die Stimme auslöst und lenkt. Diese energiereiche Ausatmung verleiht Ihrem Gesicht eine attraktive Ausstrahlung.

Mit der Ausatmung ziehen Sie den Nutzen aus der Einatmung, denn sie erlaubt Ihnen, die innere Energie in die Körperteile zu

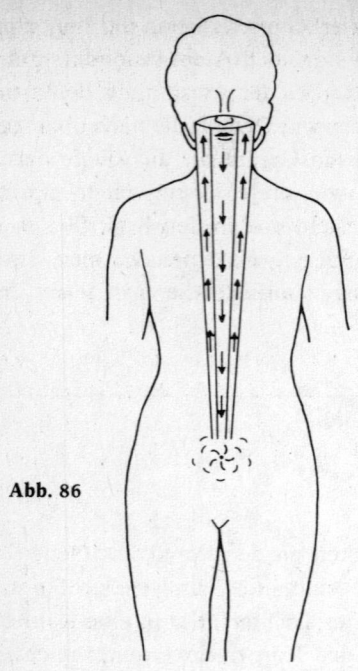

Abb. 86

führen, wo sie am dringendsten benötigt wird. Am wirkungsvollsten können Sie die innere Energie bei der Ausatmung mit dem Geist und der Kraft der Imagination lenken. Sie brauchen sich nicht für jede Ausatmung einen Plan zu machen; es ist am natürlichsten, die Energie frei kreisen zu lassen.

Die lebendige innere Energie zieht es ganz natürlich immer in den Teil des Körpers, der am meisten belastet ist. Wenn Sie z.B. sehr müde sind und sich hinlegen, können Sie spüren, wie die innere Energie in die Körperteile fließt, die am meisten verspannt sind, wie Nacken, Kopf, Beine usw. Verstärken Sie dieses Empfinden durch bewußte *Chi Yi*-Atmung, und Sie werden sich schnell wieder erholen.

Man kann die inneren Energiewellen als ein Hämmern, als Partien innerer Wärme oder als Strahlen und Blitze inneren Lichts wahrnehmen. Das Klopfen ist langsamer als der Puls des Herzschlags, etwa ein Schlag pro Sekunde oder noch weniger. Wenn sich diese Empfindungen bei Ihnen in Form von Wärme- oder Lichterfahrungen manifestieren und folglich einen weniger lebendigen Rhythmus haben, dann beobachten Sie sie, indem Sie im Geist langsam, ca. eine Sekunde pro Zähleinheit, zählen.

Sollten sich bei Ihnen klopfende Empfindungen einstellen, egal wann und wo, versuchen Sie nicht, dem entgegenzuwirken, außer es handelt sich um Schmerzen. Sie sind ein Zeichen dafür, daß die innere Energie in einem Teil Ihres Körpers wirkt, wo sie benötigt wird. Wenn Sie z.B. im Nacken und in den Schultern sehr verspannt sind, sollten Sie sich hinlegen und die *Chi Yi*-Atmung praktizieren. Sie werden bald ein Pochen in diesem Bereich verspüren, das sich allmählich in wohltuende Entspannung auflöst.

Wenn Sie lange und ununterbrochen geredet und gelacht haben, entspannen Sie sich, und konzentrieren Sie Ihren Geist auf die müden Lippen, Wangen, den Gaumen und den inneren Teil der Nase, und Sie werden verspüren, wie Muskeln, Knochen und Gewebe intensiv pulsieren. Ihre innere Energie hilft Ihnen, sich zu entspannen und zu erholen.

Wenn Ihre Augen müde oder überanstrengt sind, dann schließen Sie sie, und lenken Sie Ihre ganze Aufmerksamkeit in diesen Bereich. Eine pulsierende Energie wird Ihre Augen lindernd einhüllen und die umgebenden Bereiche entspannen.

Schmerzhaftes Hämmern ist ein Signal des Körpers, welches auf Verletzungen, Verspannungen oder Streß aufmerksam machen will. Sie werden lernen, diese Empfindungen mit Ihrer inneren Energie zu verschmelzen und Schmerzen und Verspannungen aufzulösen.

Üben Sie folgende Autosuggestion, und verstärken Sie damit Ihr Bewußtsein für das hämmernde Empfinden, welches ein Zeichen für die Ansammlung innerer Energie ist.

AUTOSUGGESTION

Fülle und Leere

Atmen Sie so, als würden Sie ein Becken vom Boden her anfüllen. Atmen Sie aus, als ob Sie das Becken durch den Boden leeren würden. Wiederholen Sie diesen Vorgang ein paarmal. Halten Sie dann den Atem ein paar Sekunden an, und konzentrieren Sie sich darauf, im Sonnengeflecht ein leichtes Pochen zu entwikkeln. Nehmen Sie den Atem wieder auf, aber beobachten Sie weiterhin das Pochen. Übertragen Sie geistig aus dem Solar Plexus heraus das Pochen in andere Körperteile.

Vorschläge für das Üben der Anwendungsmöglichkeiten

Denken Sie immer daran, wenn Sie in die praktische Anwendung gehen, die innere Energie durch die tiefe Einatmung und die verlangsamte Ausatmung zu kräftigen und aufzuladen. Die *Chi Yi*-Atemzüge können unterschiedlich intensiv und häufig sein. Während Sie die Manifestationen der Energie, wie Klopfen, Wärme und Licht, beobachten, kann es sein, daß Ihr Atem so schwach und langsam wird, daß Sie ihn kaum mehr verspüren.

Zwischendurch wird der Körper ab und zu nach tiefen Atemzügen verlangen. Lassen Sie sich von Ihrem natürlichen Instinkt führen. Wenn sich das Pochen oder das Licht oder die Wärme verzögern oder abschwächen, können Sie sie durch ein paar intensive, regelmäßige Atemzüge, die fast wie ein tiefes Seufzen sind, wiederbeleben. Kräftigen Sie diese Empfindungen mit Hilfe der Autosuggestion »Fülle und Leere«. Egal ob Sie gerade schwach oder intensiv, häufig oder selten atmen, es ist am wichtigsten, sich immer daran zu erinnern, in die Körpermitte hineinzuatmen und die Ausatmung zu verlängern.

Sie können die inneren Energiewellen mit der *Chi Yi*-Atmung und einer kräftigen Dehnung der Bauchmuskeln verbinden, um das Sonnengeflecht anzuregen. Die tiefe Atmung wird durch die geistigen Vorstellungen der Autosuggestion lebendig intensiviert.

AUTOSUGGESTION

Strohhalm

Stellen Sie sich einen überlangen Strohhalm vor, dessen eines Ende sich an der Nasen-Rachen-Öffnung befindet und dessen anderes Ende tief hinunterreicht in das Zentrum des Sonnengeflechts. Beide Enden bleiben die ganze Zeit offen, damit die Luft frei fließen kann. Stellen Sie sich beim Einatmen vor, wie die Luft durch das untere Ende eingesaugt wird und den Bauch aufbläht. Halten Sie ein, und stellen Sie sich geistig auf die Ausatmung um. Stellen Sie sich nun den Strohhalm vor und wie der Atem zu beiden Seiten ausströmt (ohne daß der Strohhalm irgendwo einen Knick hat). Atmen Sie vollkommen aus. Beginnen Sie dann mit einer neuen Einatmung.

Die folgende Autosuggestion für den Solarplexus hilft Ihnen ebenfalls, die Energie zu pflegen und zu lenken. Man kann sie in einige der folgenden Anwendungsmöglichkeiten mit einbeziehen.

AUTOSUGGESTION

Rote Glühbirne

Machen Sie Ihre *Chi Yi*-Atmung, und stellen Sie sich dabei so lebendig wie möglich eine Steckdose in Ihrer Körpermitte vor. Schrauben Sie eine rote Glühbirne in die Steckdose, und beobachten Sie, wie sie aufleuchtet. Stellen Sie sich vor, wie die Birne gleichmäßig brennt, während Sie tief und ruhig aus- und einatmen. In den Pausen zwischen Aus- und Einatmung, oder wenn Sie den Atem anhalten, flackert das Licht nicht und geht auch nicht aus, sondern leuchtet beständig weiter.

Sobald *Chi Yi* ein fester Bestandteil Ihres täglichen Lebens geworden ist, ob Sie nun arbeiten oder spielen oder andere körperliche Tätigkeiten verrichten, können Sie eine Übung oder Autosuggestion ganz gezielt einsetzen, um sich besser zu entspannen oder effektiver zu arbeiten. Sie werden feststellen, daß sie tagsüber und nachts viel tiefer und leichter atmen. Sie genießen *Chi Yi* – die Kunst des Atmens.

ANWENDUNG 1

Wie man die Entspannung fördern kann

Wenn Sie unter Druck stehen, wenn Sie in Eile sind, wenn Sie sich verspannt fühlen, lassen Sie sich durch *Chi Yi* helfen, mit der Situation fertig zu werden. Lockern und senken Sie Ihre Schultern. Atmen Sie in die Körpermitte, und lassen Sie den Atem langsam nach unten sinken. Wiederholen Sie dies mehrere Male, bis Sie spüren, wie sich Ihre angespannten Nerven und Muskeln lösen. Sie werden feststellen, daß Sie Ihre Gefühle jetzt besser unter Kontrolle haben und viel geduldiger, toleranter und freundlicher sind als zuvor.

Angstzustände lassen sich verringern oder sogar aufheben, wenn man das Pochen der inneren Energie an den Punkt im Zentrum des Brustkorbs verlagert, der genau unterhalb des Rippenbogens liegt. Konzentrieren Sie die Wellen innerer Energie dorthin, und lassen Sie sie diesen Punkt durchwärmen und die Knoten lösen. Ihre Angst wird bald verschwinden.

1. Atmen Sie ein paarmal tief ein, und vergegenwärtigen Sie sich deutlich den Solarplexus.

2. Erspüren und untersuchen Sie die Spannungszentren.

3. Fahren Sie mit der tiefen, gleichmäßigen Atmung fort, während Sie imaginäre Spannungsklumpen, einen nach dem anderen, in die Körpermitte lenken, sie dort langsam in das Zentrum der Energie fallen lassen, wo sie sich auflösen.

4. Verspannungen konzentrieren sich häufig im Nacken und in den Schultern und bewirken Schmerzen in den Armen und vom Kopf abwärts bis in die Wirbelsäule. Überprüfen Sie die folgenden wichtigen Punkte, und befolgen Sie die angegebenen Heilmittel, um die Schulterverspannungen zu lösen.

   □ Zunge. Wenn die Zunge ständig von den Schneidezähnen zurück nach hinten gezogen ist, entstehen Spannungen im Kiefer und im Nacken. Heilen Sie diesen Zustand, indem Sie die Zunge sanft nach vorne drücken, bis sie den Raum hinter den Schneidezähnen ausfüllt. Lassen Sie Ihre Zunge dann schlaff werden, und atmen Sie.

   □ Schultern. Wenn Sie die Schultern hochziehen, kämpfen Sie gegen die Schwerkraft. Schaukeln und rotieren Sie die Schultern ein paarmal; geben Sie die Schultern dann nach hinten und nach unten, und atmen Sie bequem.

ANWENDUNG 2

Aufwachen und hellwach sein: Lehrgang für einen guten Morgen

Für viele Menschen ist das Aufwachen und Aufstehen am Morgen eine Anstrengung, und der Tag beginnt bereits mit dem ersten Streß. Viele brauchen erst einmal eine Tasse schwarzen Kaffee und noch eine halbe Stunde extra Bettwärme, um ein normaler Mensch zu werden. Sie hoffen, daß sie im Laufe des Tages ganz wach und die Augen klar und strahlend werden.

Dieser *Chi Yi*-Lehrgang hilft Ihnen, aufzustehen und bereits am Morgen voll dazusein. Man muß dazu noch etwa zehn Minuten im Bett bleiben, nachdem man aufgewacht ist. Stellen Sie sich deshalb, falls nötig, den Wecker zehn Minuten früher. Sie werden weniger schlaftrunken und launisch aufstehen, als wenn Sie noch zehn Minuten länger geschlafen hätten. Diese *Chi Yi*-Anwendung verlangt von Ihnen etwas Willenskraft, aber Sie werden feststellen, daß es sich auszahlt.

Auf den ersten Blick wirkt der Lehrgang vielleicht lang und umständlich. Doch wenn Sie ihn ein paarmal wiederholt haben, merken Sie, daß er systematisch aufgebaut und leicht zu behalten ist. Lernen Sie die einzelnen Schritte auswendig, verstehen Sie sie zumindest, und machen Sie sich damit vertraut, bevor Sie den Lehrgang in die Praxis umsetzen.

Wie häufig Sie das Pochen der Energie an einer Stelle verweilen lassen, liegt in Ihrem Ermessen. Die Anweisungen wollen Ihnen nur eine Richtlinie sein. Passen Sie sie Ihrer körperlichen Verfassung und der zur Verfügung stehenden Zeit an. Sie können die Empfindung für die innere Energie geistig dorthin lenken, wo Sie sie benötigen. Wenn Sie z. B. eine verstopfte Nase, Halsweh oder Magenbeschwerden haben, wird es Ihnen guttun, die Energie in dem empfindlichen Bereich zu halten.

Bleiben Sie mit geschlossenen Augen im Bett liegen, nachdem Sie aufgewacht sind. Wenn Sie auf die Toilette müssen, gehen Sie anschließend sofort wieder ins Bett. Ist Ihr Schlafzimmer kühl, dann decken Sie sich gut zu, damit Ihnen warm ist und Sie sich wohl fühlen. Sie können die Knie anwinkeln, wenn Sie so bequemer liegen als ausgestreckt. Zu Beginn wird Ihnen die Rückenlage am leichtesten fallen, aber mit der Zeit, wenn Sie sicherer geworden sind, werden Sie feststellen, daß Sie die Übungen genauso gut auf einer Seite liegend machen können, solange Sie sich dabei entspannen und es Ihnen bequem ist.

Denken Sie immer daran, die innere Energie durch tiefes Einatmen und langsames Ausatmen zu verstärken und aufzuladen.

1. Liegen Sie bequem, mit geschlossenen Augen, im Bett.

2. Machen Sie die Augentropfen-Autosuggestion aus Teil I, und erspüren Sie das Gefühl für die Tiefenatmung.

3. Entspannen Sie Hände und Ellbogen. Lassen Sie die Hände übereinandergelegt auf Ihrem unteren Bauch ruhen.

4. Dehnen Sie die Bauchmuskulatur, und ziehen Sie sie kräftig ein, wenn Sie ausatmen, und blasen Sie dabei schnell durch die leicht geschürzten Lippen. Entspannen Sie die Bauchmuskulatur; sie wird nach außen schnellen und eine schnelle, tiefe Einatmung bewirken. Zählen Sie eins, zwei, während Sie diese Bewegung zur Dehnung der Bauchdecke machen. Wiederholen Sie dies zehnmal hintereinander, und beenden Sie den Vorgang mit einer langen, langsamen, tiefen Einatmung, gefolgt von einer langen, langsamen, gründlichen Ausatmung.

5. Entspannen Sie sich. Überprüfen Sie, ob Sie in Ihrem Körper ein Pochen oder Pulsieren verspüren. Sie können dies an ver-

schiedenen Stellen wahrnehmen, vor allem um die Augenhöhlen, zwischen Wangen und Gaumen, im hinteren Teil der
Nase und im Nacken, zwischen den Schulterblättern und im
unteren Bauch. Wenn Sie überhaupt nichts verspüren, dann
wiederholen Sie Punkt 4. Sollten sich dann immer noch keine
Reaktionen zeigen, dann machen Sie die vereinfachte Vokalübung von Seite 189. Fahren Sie dann fort mit Punkt 6.

6. Konzentrieren Sie sich auf das Pochen immer nur in einem
   Bereich zur gleichen Zeit, und beginnen Sie mit dem unteren
   Bauch. Lenken Sie das Pochen geistig zum Steißbein. Lassen
   Sie es langsam die Wirbelsäule nach oben steigen bis unter
   die Schädeldecke (die Krone).

7. Lenken Sie das Pochen geistig in die Augenhöhlen. Beobachten Sie das Pochen hier zwanzigmal.

8. Lenken Sie das Pochen auf den Nasenrücken, und spüren Sie
   es hier zehn- bis vierzehnmal. Wenn Sie eine verstopfte Nase
   haben, dann halten Sie das Pochen länger in diesem Bereich,
   und die Nase wird sich öffnen.

9. Lenken Sie das Pochen in die Nasenspitze, und spüren Sie es
   hier zehn- bis vierzehnmal.

10. Lenken Sie das Pochen in den oberen Gaumen, und spüren
    Sie es hier zehn- bis vierzehnmal.

11. Lenken Sie das Pochen in die Wangen, und verspüren Sie es
    hier zehn- bis vierzehnmal. Vielleicht fühlen Sie, wie Ihnen
    die Wärme in der Mitte des Gesichts aufsteigt. Lenken Sie
    das Pochen dorthin.

12. Lenken Sie das Pochen in den unteren Gaumen, die Zunge und das Kinn, und spüren Sie es dort jeweils zehn- bis vierzehnmal.

13. Lenken Sie das Pochen in den Rachen, und verspüren Sie es dort zehn- bis vierzehnmal. Wenn Sie Halsweh haben, dann lassen Sie das Pochen dort verweilen und die Schmerzen glätten. Wenn Sie im Hals einen Hustenreiz verspüren, versuchen Sie, diesem so lange wie möglich zu widerstehen. Lassen Sie das Pochen dort verweilen, bis sich das Kitzeln gegeben hat.

14. Lenken Sie das Pochen an den Halsansatz und zwischen die Schulterblätter, und spüren Sie es dort zehn- bis vierzehnmal. Wenn Sie unter einem steifen Hals und verspannten Schultern leiden, lassen Sie das Pochen in diesem Bereich verweilen, um die Spannungen zu lösen.

15. Lenken Sie das Pochen in kleinen Schritten, einmal Pochen ist ein Schritt, vorne an Ihrem Körper hinunter. Lassen Sie das Pochen immer dort verweilen, wo Sie feste Knoten verspüren oder sich nicht wohl fühlen. Das Pochen im Bauch kann dazu führen, daß Ihr Magen anfängt zu rumoren oder sich Gase bilden. Solche Reaktionen sind ein gutes Zeichen, es zeigt, daß Ihr Magen auch aufwacht! Richten Sie das Pochen in den unteren Bauch.

16. Reiben Sie mit Ihren warmen Händen den Bauch und den Brustkorb, und massieren Sie sanft diese Bereiche. Genießen Sie die Anregung ein paar Sekunden oder auch länger, wenn Sie gerne möchten.

17. Setzen Sie sich auf. Stellen Sie die Beine auf den Boden.

18. Lassen Sie den Kopf hängen, rollen Sie ihn dann viermal rechtsherum in großen Kreisen, synchronisieren Sie den Atem mit dieser Bewegung – einatmen-ausatmen-einatmen-ausatmen. Wiederholen Sie die Übung nach links.

19. Geben Sie die rechte Handfläche von links an den Halsansatz. Klopfen Sie sich sanft, aber fest ab, beginnen Sie damit am Halsansatz, gehen Sie dann über die linke Schulter den Arm hinunter bis zur Hand und zu den Fingern. Behandeln Sie die verspannten Stellen intensiver. Wiederholen Sie dies zweimal.

Anmerkung: Während Sie die innere Energie, wie es in den Stufen 1 bis 16 beschrieben wurde, den Rumpf und den Kopf hinauf und hinunter haben wandern lassen, haben sich Ihre Gliedmaßen vielleicht verspannt. Das Abklopfen wird alle Verspannungen lösen. Und was noch wichtiger ist – die Stimulierung des Klopfens wird den zuvor aktivierten Energiefluß auch in die Gliedmaßen lenken.

20. Geben Sie die linke Handfläche von rechts an den Halsansatz. Klopfen Sie sich sanft, aber fest ab, beginnen Sie damit am Halsansatz, gehen Sie dann über die rechte Schulter den Arm hinunter bis zur Hand und zu den Fingern. Bearbeiten Sie auch hier die verspannten Stellen intensiver. Wiederholen Sie dies zweimal.

21. Bringen Sie die rechte Handfläche wieder auf die linke Seite Ihres Halsansatzes. Klopfen Sie die Schulter entlang bis zum linken Oberarm. Drehen Sie an diesem Punkt die linke Handfläche und damit die Innenseite des linken Arms nach außen. Fahren Sie damit fort, die Innenseite des linken Arms bis zur Handfläche abzuklopfen, und beenden Sie den Vorgang an den Fingerspitzen. Wiederholen Sie dies zweimal.

22. Bringen Sie die linke Handfläche wieder auf die rechte Seite Ihres Halsansatzes. Klopfen Sie die Schulter entlang bis zum rechten Oberarm. Drehen Sie dort die rechte Handfläche und damit die Innenseite des rechten Arms nach außen. Fahren Sie damit fort, die Innenseite des rechten Arms bis zur Handfläche abzuklopfen, und beenden Sie den Vorgang an den Fingerspitzen. Wiederholen Sie dies zweimal.

23. Stehen Sie auf. Lassen Sie die Hände vor dem Körper baumeln, und schütteln Sie sie kräftig zwanzigmal.

24. Stehen Sie aufrecht, die Füße bequem ca. 35 bis 40 cm weit auseinander. Bringen Sie die rechte Hand zum linken Unterarm, die Handfläche nach innen, die Finger zeigen nach hinten. Klopfen Sie die linke Körperseite sanft, aber fest bis zur Hüfte ab; gehen Sie dann weiter bis in die Mitte des unteren Bauchs. Wiederholen Sie dies zweimal.

25. Bleiben Sie in der stehenden Haltung, und bringen Sie die linke Hand zum rechten Unterarm, die Handflächen nach innen, die Finger zeigen nach hinten. Klopfen Sie die rechte Körperseite nach unten zur rechten Hüfte sanft, aber fest ab, und klopfen Sie dann weiter bis zur Mitte des unteren Bauches. Wiederholen Sie dies zweimal.

26. Stehen Sie aufrecht, die Füße 20 bis 25 cm weit auseinander. Bringen Sie die Hände seitlich an die Hüfte, die Handflächen nach innen, die Finger zeigen nach hinten zur Rückenmitte. Klopfen Sie sanft, aber fest bis zur Mitte des unteren Rükkens und dann die Rückseite der Beine hinunter bis zu den Fersen. Beugen Sie sich dabei allmählich mit nach vorne, richten Sie sich dann wieder auf. Wiederholen Sie dies zweimal.

27. Beugen Sie sich nach vorne, die Füße sind ein bißchen mehr als schulterbreit auseinander. Geben Sie die Hände in den Schritt (ganz oben an der Innenseite der Beine), die Handflächen nach innen, die Finger zeigen nach hinten. Klopfen Sie sanft, aber fest die Innenseite der Beine ab bis zu den Knöcheln, und beugen Sie sich dabei nach vorne. Richten Sie sich auf. Wiederholen Sie dies zweimal.

28. Gehen Sie 30 bis 40 Schritte auf der Stelle oder im Zimmer herum, und heben Sie die Füße dabei richtig hoch. Jetzt sind Sie wunderbar vorbereitet für einen guten Tag, die Augen sind klar, die Wangen rosig, und Sie sind voller Energie.

Wann immer Sie sich den Luxus gönnen, ein paar Minuten im Bett zu entspannen, nützen Sie die Gelegenheit, Ihre schwachen Stellen zu kräftigen. Wenn Sie z. B. anfällig für Beschwerden im unteren Rücken sind, dann legen Sie sich auf die Seite, die Knie angezogen wie ein Embryo. Konzentrieren Sie sich auf den unteren Rücken. Machen Sie ein paar *Chi Yi*-Atemzüge, und lenken Sie dann das Pochen (oder die Wärme oder die Lichtstrahlen) in den unteren Rücken. Lassen Sie diese Empfindungen in diesem Bereich verweilen, solange Sie wollen. Sie können durch die Konzentration Ihres Geistes die innere Energie an jeden Teil Ihres Körpers schicken, um ihn zu heilen, sei es nun ein Fingergelenk, ein schmerzender Wadenmuskel oder die Zähne und der Gaumen.
Bringen Sie das Pochen in Ihr Gesicht, damit regen Sie die Haut und die Gesichtsmuskeln an, und Sie beginnen den Tag mit einem rosigen Strahlen.

ANWENDUNG 3

Bewegungen aus der Körpermitte

Diese Anwendung von *Chi Yi* zeigt Ihnen, wie Sie eine Verbindung zwischen Ihren Bewegungen und der Körpermitte schaffen können. Der Atem wirkt auf das Sonnengeflecht ein und dieses wiederum auf Ihre Bewegungen. Vielleicht haben Sie das Glück, Ihre Bewegungen instinktiv aus dem Solarplexus kommen zu lassen. Wie dem auch sei, Sie werden wissen, wie es sich damit verhält. Je größer Ihr Verständnis um die Zusammenhänge ist und je mehr Sie die Fähigkeit üben, sich aus der Körpermitte heraus zu bewegen, desto besser können Sie Ihre Bewegungen beherrschen und sie willentlich verbessern.

Nachdem Sie diese Anwendung geübt haben, werden Sie feststellen, daß Ihnen jede Ihrer Bewegungen viel bewußter geworden ist und Sie sich viel kontrollierter bewegen. Selbst Ihre Schrift wird sich verbessern! Praktizieren Sie diese Anwendung zunächst nur kurzzeitig (fünf bis zehn Minuten). Diese Kontrolltechnik wird langsam, ganz leicht und natürlich in Ihre täglichen Bewegungen einfließen. Ihre Bewegungen werden anmutiger, gleichmäßiger und selbstsicherer.

1. Stehen Sie, die Füße 25 bis 30 cm weit auseinander, die Zehen zeigen leicht nach außen. Halten Sie die Hände hinter dem Rücken, und lassen Sie sie locker baumeln.

2. Atmen Sie tief ein, und atmen Sie gründlich aus. Atmen Sie leicht ein und dann ganz normal weiter, ohne dem Atemvorgang weiter besondere Aufmerksamkeit zu schenken.

3. Spannen Sie die unteren Bauchmuskeln an, und heben Sie den Beckenboden.

4. Machen Sie die Rote-Glühbirne-Autosuggestion. Stellen Sie sich so lebendig wie nur möglich eine Steckdose in Ihrer Körpermitte vor. Schrauben Sie eine kleine rote Lampe in die Steckdose, und sehen Sie zu, wie sie aufleuchtet. Stellen Sie sich die brennende Birne vor.

5. Gehen Sie mehrere Male auf die Zehenspitzen hoch und wieder herunter. Stellen Sie sich dabei vor, wie die Birne bei jedem Hochgehen aufleuchtet. Je mehr Kraft die Bewegung erfordert, desto heller leuchtet die Birne.

6. Stellen Sie die Beine weiter auseinander. Verlagern Sie ein paarmal das Gewicht von einem Bein auf das andere. Stellen Sie sich dabei vor, daß die Birne, je mehr Energie die Bewegung verlangt, desto intensiver leuchtet.

7. Gehen Sie im Zimmer herum. Stellen Sie sich vor, daß die Birne heller und schwächer wird, wenn Sie die Füße heben und senken und das Gewicht verlagern.

8. Heben Sie einen Arm zum Kopf. Beobachten Sie, wie die Birne reagiert. Zeichnen Sie mit der Hand große Kreise in die Luft. Senken Sie die Hand anmutig an Ihrem Körper hinunter. Auch diese Bewegung wird durch die Energie kontrolliert. Stellen Sie sich vor, wie die Birne bei allen Ihren Bewegungen heller und matter wird. Heben Sie den anderen Arm, und machen Sie mit ihm verschiedene Bewegungen. Heben Sie irgendwelche Dinge vom Tisch auf, und legen Sie sie zurück. Beobachten Sie im Geist, wie die Birne reagiert.

9. Drehen Sie den Kopf auf die Seite. Heben Sie ihn hoch. Drehen Sie ihn auf die andere Seite. Stellen Sie sich dabei immer die Birne vor.

10. Machen Sie mit allen Körperteilen irgendwelche Bewegungen. Heben Sie die Finger, und wackeln Sie mit ihnen. Rollen Sie mit den Augen. Schreiben Sie mit einem Stift. Stellen Sie sich dabei immer die imaginäre Glühbirne vor, wie sie unterschiedlich stark leuchtet.

ANWENDUNG 4

Sportliche Leistungen

Sie können die vorausgehende Anwendung, mit deren Hilfe man die Körperbeherrschung entwickeln kann, leicht und sehr nutzbringend auf jede Sportart umsetzen. Sportliche Bewegungen verlangen sehr viel genauere Ausführung, Kraft und Koordination als die Bewegungen im Alltag. Zunächst werden Sie feststellen, daß diese Anwendung sich mit Ihren spontanen und natürlichen Reflexen kreuzt; dies ändert sich nur, wenn Sie diese Technik in Ihr Unterbewußtsein aufnehmen. Wenn Sie sie jedoch gewissenhaft üben, wird Ihnen die Technik bald geläufig werden und Ihre sportlichen Bewegungen in hohem Maße fördern.

Bei jeder Sportart muß man auf die eine oder andere Art mit den Füßen arbeiten. Ihre Schritte bestimmen die Richtung, den Standort und die Wendigkeit Ihres Körpers. Es gibt Experimente, in denen die Verhaltensweisen von Läufern genau untersucht wurden, wie sie in den verschiedenen Stadien eines Laufes und unter den verschiedenen Bedingungen atmen und laufen, und man hat herausgefunden, daß Gangart und Atmung synchron übereinstimmen. Die Geschwindigkeit von Läufern hängt sowohl von der Rate als auch der Länge ihrer Schrittweite ab. Die Experimente haben gezeigt, daß selbst dann, wenn die Läufer ihre Schrittweite verlängern wollen, die phasengebundenen Atem- und Schrittmuster nicht verändert werden müssen. Wissenschaft-

ler untersuchen laufend die phasengebundenen Atem- und Lauf-
muster.

Ein Artikel aus dem Jahre 1983 von Dennis M. Bramble und
David R. Carrier (Science, Heft 219, 21. Januar 1983, S. 251)
berichtet, daß Vierfüßler normalerweise ihre Tritte und ihren
Atemzyklus im Trab und im Galopp in einem gleichbleibenden
Verhältnis von 1:1 synchronisieren (d.h. eine Schrittweite pro
Atemzug). Menschliche Läufer verwenden verschiedene phasen-
gebundene Muster (4:1, 3:1, 2:1, 1:1, 5:2, 3:2), wovon jedoch das
Muster 2:1 das gebräuchlichste ist. Doch egal bei welchem
Muster, die Synchronisation von Atem und Körperbewegung
scheint bei Langstreckenläufern von Bedeutung zu sein.

Wenn ein phasengebundenes Muster von Bewegung und
Atmung für das Langstreckenlaufen so notwendig ist, dann muß
es auch für weniger intensives Laufen wichtig sein, und es ist
sicherlich sehr hilfreich, wenn man in gleichmäßigem Schritt-
rhythmus spazierengeht. In der Tat ist es so, daß ein phasengebundenes Muster zwischen dem Atem und jeder Körperbewegung zu besseren Ergebnissen führt. Diese Muster sind jedoch
unter verschiedenen Bedingungen und bei verschiedenen Menschen ganz unterschiedlich. Es gibt keine Faustregel für die
besten Ergebnisse. Sie müssen, eventuell gemeinsam mit einem
Sportlehrer, herausfinden, was für Sie am günstigsten ist.

Woher nimmt ein Läufer die zusätzliche Energie für eine längere
Schrittweite? Ich glaube, daß man die Antwort den *Chi Yi*-Prinzi-
pien entnehmen kann: Eine tiefere Atmung regt den Solarplexus
an, mehr innere Energie zu produzieren.

Rhythmische Bewegungen sind bei den einzelnen Sportarten von
unterschiedlicher Bedeutung. Ganz allgemein kann man sagen,
daß Sportarten, die nicht auf einen Wettbewerb abzielen – wie
Dauerlaufen, Fahrradfahren, Aerobic, Seilspringen, Rollschuhlau-
fen usw. –, stärker durch einen Rhythmus bestimmt werden.
Sportarten, bei denen man es mit einem Gegner zu tun hat und

die Zusammenarbeit einer Gruppe wichtig ist – wie Tennis, Fußball, Baseball usw. –, sind für gewöhnlich seltener an einen vorgegebenen Rhythmus gebunden. Je rhythmischer ein Sport ist, desto mehr kann man von den phasengebundenen Atem-Bewegung-Mustern profitieren.

Diese Anwendung will Ihnen zeigen, wie man die innere Energie bei sportlichen Aktivitäten erzeugen und lenken kann.

1. Nehmen Sie die Haltung ein, mit der Sie für gewöhnlich Ihre Sportart beginnen.

2. Wenn Sie dazu ein Gerät benötigen – wie z. B. einen Schläger –, halten Sie es so, wie Sie es für gewöhnlich tun.

3. Machen Sie einen *Chi Yi*-Atemzug (Aus- und Einatmung).

4. Atmen Sie ein, und halten Sie den Atem ohne Druck an. Halten Sie die Zähne zusammen, aber beißen Sie nicht fest zu. Legen Sie die Zungenspitze an die Schneidezähne.

5. Machen Sie einen anhaltenden »Tse«-Laut. Rollen Sie gleichzeitig den Kopf mehrere Male im und gegen den Uhrzeigersinn, damit schalten Sie eventuelle Verspannungen im Nakken oder in den Schultern aus.

6. Während Sie den »Tse«-Laut erzeugen, werden Sie spüren, wie sich das Sonnengeflecht zusammenzieht und Energie hervorbringt. Halten Sie den Laut weiter aus, denken Sie an die Rote-Glühbirne-Autosuggestion und wie die Glühbirne fest in der Steckdose sitzt. Stellen Sie sich vor, wie das Licht der roten Glühbirne gleichmäßig leuchtet – so gleichmäßig wie der »Tse«-Laut –, und halten Sie diese Vorstellung bis zum Ende der Ausatmung aufrecht.

7. Atmen Sie ein.

8. Atmen Sie mit kurzen, unverbundenen »Tse«-Silben aus. Machen Sie dazu gleichzeitig folgendes:
   - ☐ Führen Sie leicht und langsam die Bewegungen Ihrer Sportart aus – schwingen Sie Ihren Schläger, machen Sie einen Schritt, einen Sprung, einen Schwung oder etwas Ähnliches.
   - ☐ Begleiten Sie jede Bewegung mit einem »Tse«-Laut und einem verschwenderischen Leuchten der imaginären roten Glühbirne. (Sie können dies zur Übung auch einmal machen, wenn Sie Ihrem Sport tatsächlich nachgehen.)

9. Atmen Sie weiter frei ein und aus, so langsam bzw. schnell und so intensiv, wie es Ihnen angenehm ist. Beim Ausatmen sollten die unverbundenen »Tse«-Laute Ihre Handlungen begleiten; lassen Sie dazu auch die Glühbirne in Ihrer Körpermitte leuchten.

10. Fahren Sie mit den Stufen 7, 8 und 9 fort, solange Sie möchten und sich dabei wohl fühlen.

ANWENDUNG 5

Geistesgegenwart

Die meisten hervorragenden Künstler können die Aufmerksamkeit des Publikums gewinnen, aber am virtuosesten sind diejenigen, die das Publikum so zu fesseln verstehen, daß die Menschen ihre Augen und Ohren nicht von ihnen lassen können. Wenn jemand über eine derartig magnetische Ausstrahlung verfügt, drückt er diese mit jeder Note, jedem Satz, jedem Ausdruck und jeder Bewegung aus – sie ist wie eine vollkommene Perlenkette, doch wird sie nicht von einem Faden, sondern durch die Kraft der inneren Energie getragen.

Die Anwendungen 3 und 4 lehrten Sie, die innere Energie in äußeren Ausdruck und in Bewegungen umzusetzen. Die folgende Anwendung zeigt Ihnen, wie man eine innere Energie entwickeln kann, die sich aus sich selbst heraus trägt und gestaltet. Dies entspricht den künstlerischen Anforderungen an Darstellungs- und Ausdruckskraft auf der Bühne. Sie können diese Energie immer dann anwenden, wenn Sie sich ausdrücken und darstellen müssen, sei es im Konferenzraum oder auch auf einer Bühne.

Machen Sie als erstes die Rote-Glühbirne-Autosuggestion. Wir werden mit der Vorstellung von der roten Glühbirne, die an eine Steckdose in Ihrem Bauch, im Bereich des Solarplexus angeschlossen ist, arbeiten. Sie sollten nicht nur in der Lage sein, diese geistig ein- und auszuschalten, sondern Sie müssen auch wissen, wie Sie sie die ganze Zeit während eines Auftritts am Leuchten halten. Sie wollen sie nicht ständig in voller Stärke brennen lassen; Sie möchten sie beeinflussen können, so als hätte sie einen Dimmer.

Zunächst müssen Sie lernen, die Pause zwischen Aus- und Einatmung zu überbrücken. Ihre imaginäre Glühbirne neigt dazu, in dem Moment auszugehen, in dem der Atem umschlägt, was bedeutet, daß Sie das Licht nach der Unterbrechung geistig wieder zurückholen müssen. Dies ist eine zusätzliche Anstrengung, und Sie verlieren dabei für einen Augenblick den Kontakt zum Publikum.

Die Anwendung hilft Ihnen, die Störung durch diese sporadische »Dunkelheit« im Atemkreislauf zu überwinden. Die einzelnen Schritte klingen einfach, aber die Anwendung ist schwierig, denn sie kann Sie geistig erschöpfen. Seien Sie vorsichtig, und übertreiben Sie vor allem zu Beginn nicht; zehn oder zwanzig Sekunden sind für einen Anfänger genug. Mit der Zeit wird Ihnen die Anwendung jedoch ganz selbstverständlich sein, und Ihre Fähigkeit, vor anderen Menschen aufzutreten, unterstützen. Ihre Mühe wird um ein Vielfaches belohnt werden.

1. Machen Sie die Rote-Glühbirne-Autosuggestion.

2. Atmen Sie aus, und stellen Sie sich vor, daß das Licht besonders hell scheint.

3. Drehen Sie gegen Ende der Ausatmung die Birne fester in die Steckdose, und achten Sie darauf, daß das Licht nicht flackert, matter wird oder ausgeht.

4. Atmen Sie ein, ohne daß das Licht auch nur im geringsten flackert. Atmen Sie weiter ein, und halten Sie das Licht am Leuchten.

5. Drehen Sie gegen Ende der Einatmung die Glühbirne erneut ein wenig fester, um den Kontakt mit der Steckdose neu zu beleben. Achten Sie darauf, daß das Licht weder flackert noch matter wird.

6. Wiederholen Sie die Stufen 2 bis 5, sooft Sie es vermögen, ohne sich dabei geistig zu überanstrengen.

ANWENDUNG 6

Der Umgang mit dem Schmerz

Das schmerzhafte Pochen, welches man in kranken Körperteilen verspürt, ist ein SOS-Signal und sollte sofort beachtet werden.

Ignorieren Sie diese Schmerzen nicht. Sie sind ein Hilferuf, der signalisiert, daß innere Energie in diesem Bereich benötigt wird. Wenn Sie Ihren Geist auf einen Teil Ihres Körpers konzentrieren, kann die innere Energie dorthin gelenkt werden und ihre besänftigenden, heilenden und kräftigenden Wirkungen entfalten. Wie lange es dauert, bis der Schmerz überwunden ist, hängt von dem Grad der Verletzung ab.

1. Machen Sie ein paar tiefe Atemzüge, atmen Sie vollkommen ein, und verlängern Sie die Ausatmung.

2. Konzentrieren Sie sich auf die Schmerzen. Beobachten Sie sie, indem Sie das Pochen in Gedanken mitzählen und dabei tief weiteratmen. Zählen Sie immer nur in kurzen Reihenfolgen, wie z. B. von eins bis vier oder von eins bis zehn. Wiederholen Sie die Reihenfolge, damit vermeiden Sie hohe Zahlen mit vielen Silben, die leicht den freien Atemfluß stören könnten.

3. Fahren Sie fort zu zählen. Es wird nicht lange dauern, bis die Schmerzen abklingen, und das Pochen verwandelt sich in regelmäßiges und schmerzloses Fließen innerer Energie.

ANWENDUNG 7

Beschwerden in Händen und Füßen werden gelöst

Man kann *Chi Yi* dazu verwenden, die Gliedmaßen von Muskelbeschwerden zu befreien. Wenn Sie z. B. Schmerzen im Ellbogen haben, können Sie das pochende Empfinden der inneren Energie einsetzen. Beugen oder drücken Sie Ihren Ellbogen, und verursachen Sie dadurch einen schmerzhaften Druck. Synchronisieren Sie das Pochen der Energie mit Druck des Schmerzes in Ihrem

Ellbogen, und entspannen Sie gleichzeitig den Arm, so daß er ganz schwer wird. Atmen Sie in der *Chi Yi*-Technik. Das schmerzhafte Pochen wird sehr schnell deutlich spürbar werden. Zählen Sie das Pochen im Ellbogen mindestens fünfzig- bis hundertmal. Wenn Sie damit fertig sind, werden Sie spüren, daß der Schmerz schon viel geringer geworden, wenn nicht sogar bereits verschwunden ist.

Ihre ersten paar Versuche werden noch keine deutlich positiven Ergebnisse zeigen. Versuchen Sie es mehrere Male, und machen Sie zwischendurch kleine Pausen. Wiederholen Sie diese Therapie, sooft es nötig ist.

Sie können diese Anwendung im Liegen, Sitzen oder Stehen und in jeder Umgebung durchführen – vor dem Fernseher oder im Konzert –, solange Sie Ihre Hände frei haben.

Ihre innere Energie wird während dieser Anwendung die schmerzhaften Bereiche anregen und jede Störung durchbrechen, die den inneren Energiestrom blockiert. Wir wollen z. B. mal annehmen, daß Sie, aufgrund von Überanstrengung oder Arthritis, Schmerzen im linken Zeigefinger haben.

1. Wärmen Sie Ihre rechte Hand auf irgendeine Art und Weise an. Geben Sie sie in die Tasche, unter die Jacke, den Pullover oder auch in die Achselhöhlen.

2. Umschließen Sie mit der warmen rechten Hand den linken Zeigefinger, halten Sie ihn fest, ohne zu drücken.

3. Innerhalb von Sekunden werden Sie spüren, wie Ihr linker Zeigefinger mit der rechten Hand zusammen pocht. Das ist der Puls Ihres Herzschlags. Die Herzschläge, ca. 70 bis 80 pro Minute, sind wesentlich schneller als das Pochen der inneren Energie – mit nur etwa 45 bis 55 Schlägen pro Minute.

4. Beobachten Sie die Herzschläge ungefähr eine halbe Minute lang.

5. Lösen Sie den Griff Ihrer Hand, und halten Sie den Finger nur noch ganz leicht. Konzentrieren Sie sich weiter auf den schmerzenden Finger.

6. Das Pochen der Herzschläge wird schwächer werden, und wenn sie kaum mehr spürbar sind, entsteht ein langsameres Pochen. Ihre inneren Energiewellen übernehmen die Sache jetzt.

7. Während der Stufen 1 bis 6 haben Sie ganz natürlich in der gewohnten *Chi Yi*-Technik geatmet und sich über die Atmung ansonsten keine weiteren Gedanken gemacht. Wenn Sie jetzt das langsame Pochen überwachen, wird sich der Atem von ganz alleine der Geschwindigkeit, Intensität und Dauer anpassen. Zeitweise wird es den Anschein haben, als hätte sich Ihre Atmung fast aufgelöst, und dann kommen wieder Momente, in denen Sie den Drang verspüren, ganz tief und lange einzuatmen. Lassen Sie sich von Ihrem Instinkt leiten. Sie sind jetzt so gut ausgerüstet mit den entsprechenden *Chi Yi*-Techniken, daß Sie für jede Notwendigkeit Ihres Atems vorbereitet sind. Sollte sich das Pochen der inneren Energie zu schnell verflüchtigen, machen Sie absichtlich ein paar ganz lange tiefe Atemzüge, und atmen Sie länger aus als ein – das wird das Pochen wieder verstärken.

8. Wenn Sie spüren, daß Sie sich nicht mehr konzentrieren können oder daß das Pochen seine Aufgabe erfüllt hat, hören Sie auf und entspannen sich.

9. Der Schmerz in Ihrem Finger sollte sich während der Stufen 6, 7 und 8 gebessert haben oder sogar ganz verschwunden sein. Auch wenn Ihr Finger nun nicht mehr weh tut, fühlt er sich vielleicht noch etwas steif an. Bewegen Sie Ihre rechte Hand ein paarmal, und massieren Sie sie mit der linken.

10. Machen Sie diese Anwendung häufig, denn Sie verbessern damit den Zustand des kranken Gelenks, und die Schmerzen werden nicht wiederkommen.

Sie können auf diese Art und Weise auch Schmerzen in den Knien und Oberschenkeln behandeln. Dies geht am besten im Sitzen, da Sie die entsprechenden Punkte bequem mit den Händen erreichen müssen.

ANWENDUNG 8

Die Kondition der Arme und Beine

Unsere Gliedmaßen sind für ein körperlich aktives Leben unentbehrlich. Für Sportler, Tänzer, Arbeiter und viele andere sind sie das Handwerkszeug. Auch wenn Ihre Gliedmaßen gesund sind, ist es nicht schlecht, ihnen einmal ungeteilte Aufmerksamkeit zu widmen. Man sollte die Fähigkeit entwickeln, die innere Energie durch die Arme und Beine fließen zu lassen – zum einen, um sie gesund zu halten, und zum anderen, um damit vertraut zu werden, wie man die innere Energie in diese Bereiche lenken kann. Wenn unsere Gliedmaßen dann einmal in eine gute Kondition gebracht werden müssen oder ein Schmerz zu lindern oder zu heilen ist, dann haben wir auf dem Gebiet bereits mehr Erfahrung und kennen uns aus.

Sie können diese Anwendung beim Fernsehen, im Bus, im Zug oder im Flugzeug machen; selbst in einer langweiligen Konferenz oder Unterrichtsstunde können Sie sie durchführen, wenn Ihnen niemand zusieht – Sie wirken dann nämlich etwas geistesabwesend. Auch im Bett liegend können Sie üben, obwohl es im Sitzen leichter ist, die Augen auf die Bereiche zu richten, auf die Sie sich auch geistig konzentrieren.

Wenn Sie mit der Anwendung vollkommen vertraut sind, werden Sie den Blickkontakt nicht mehr benötigen, um die Bewegungen der inneren Energie zu führen. Sie können dann allein mit dem geistigen Auge den Energiestrom lenken und kontrollieren. Sofern Sie sich an einem Ort befinden, an dem Sie fähig sind, sich zu konzentrieren, können Sie diese Anwendung unauffällig überall und jederzeit machen.

Es wird Ihnen helfen, wenn Sie auf den Punkt schauen, auf den Sie sich geistig konzentrieren. Außerdem verstärkt es das Pochen und die Lichtmanifestation an dieser Stelle.

Wenn sich Ihr Körper und Ihr Geist mit der Anwendung vertraut gemacht und Sie diese ganz aufgenommen haben, können Sie die Stufen 2 bis 6 mit den Stufen 7 und 8 verbinden; d. h., daß Sie dann die innere Energie gleichzeitig in beiden Beinen hinauf- und hinunterschicken. Das gleiche können Sie auch mit den Armen machen.

1. Beginnen Sie mit ein paar *Chi Yi*-Atemzügen, und regen Sie das Pochen der inneren Energie im unteren Bauch an.

2. Schauen Sie auf Ihren rechten Beinansatz.

3. Konzentrieren Sie Ihr geistiges Auge auf die gleiche Stelle am rechten Beinansatz.

4. Machen Sie noch ein paar Atemzüge, und konzentrieren Sie sich darauf, an dieser Stelle Ihres Beines eine besondere Empfindung zu verspüren. Das kann ein Pochen, ein warmer Fleck, ein Licht oder sonst eine Manifestation sein.

177

5. Benützen Sie das äußere und das innere Sehen, und lenken Sie diese kleine Empfindung Ihr Bein hinunter zum Knöchel, zum Fuß und in die Zehenspitzen. Bewegen Sie die Empfindung geistig das Bein hinunter, und machen Sie alle zwei oder drei Zentimeter halt, und klopfen Sie diese Stelle geistig ab, indem Sie dazu eins, zwei oder eins, zwei, drei, vier zählen. Verweilen Sie am Fuß und bei den Zehen länger, und wiederholen Sie die kleinen Schläge an einer Stelle öfter.

6. Kehren Sie auf die gleiche Art von den Zehen zum Beinansatz zurück (machen Sie Punkt 5 in der umgekehrten Reihenfolge).

7. Lenken Sie den inneren und äußeren Blick jetzt auf den linken Beinansatz.

8. Verfahren Sie dabei, wie in den Stufen 2 bis 6 beschrieben, nur daß Sie den Vorgang auf das linke Bein anwenden.

9. Lenken Sie das innere Energieempfinden in die Körpermitte. Lassen Sie es hier ein bißchen pulsieren. Entspannen Sie sich, und ruhen Sie sich einen Moment aus.

Anmerkung: Sie können die Übung an dieser Stelle beenden oder auch noch die Arme anregen, indem Sie die folgenden Übungen durchführen.

10. Lenken Sie das Empfinden für die innere Energie aus dem Sonnengeflecht an den Halsansatz. (Wenn Sie die Übung zeitweilig unterbrochen hatten und nun neu beginnen, sollten Sie ein paar tiefe *Chi Yi*-Atemzüge machen, bevor Sie beginnen, die innere Energie anzuregen.)

11. Geben Sie die rechte Handfläche in den Schoß. Schauen Sie auf den rechten Armansatz (die rechte Schulter).

12. Konzentrieren Sie Ihr geistiges Auge auf die gleiche Stelle an Ihrem rechten Arm.

13. Konzentrieren Sie sich darauf, an dieser Stelle eine besondere Empfindung zu verspüren. Dies kann ein Pochen, ein warmer Fleck, ein Licht oder irgendeine andere Manifestation sein.

14. Benützen Sie das äußere und das innere Sehen, und lenken Sie diese kleine Empfindung Ihren rechten Arm hinunter bis zu Handgelenk, Hand und Fingern. Bewegen Sie die Empfindung geistig den Arm hinunter, machen Sie alle zwei oder drei Zentimeter halt, und klopfen Sie die Stelle geistig ab, indem Sie dazu eins, zwei oder eins, zwei, drei, vier zählen. Verweilen Sie bei der Hand und den Fingern länger, und wiederholen Sie die kleinen Schläge öfters an einer Stelle.

15. Kehren Sie auf die gleiche Art zum rechten Armansatz zurück (machen Sie Punkt 14 in umgekehrter Reihenfolge).

16. Lenken Sie den inneren und äußeren Blick jetzt auf den linken Armansatz (die linke Schulter). Geben Sie die linke Handfläche in den Schoß.

17. Verfahren Sie dabei, wie in den Stufen 11 bis 15 beschrieben, nur daß Sie den Vorgang auf den linken Arm anwenden.

18. Rollen Sie den Kopf in großen Kreisen, fünfmal im und fünfmal gegen den Uhrzeigersinn. Geben Sie beide Hände auf den unteren Bauch.

19. Machen Sie einige stabilisierende *Chi Yi*-Atemzüge, entspannen Sie sich.

Anmerkung: Wenn Sie im Verlauf dieser Übung unterbrochen werden, dann machen Sie einfach ein paar tiefe Atemzüge in den Bauch, um die innere Energie zu stabilisieren und zu verankern. Sie können dann einer anderen Tätigkeit nachgehen, was auch immer das sein mag.

ANWENDUNG 9

Strahlendes Aussehen

Sie haben sich genügend ausgeruht und sind hervorragend gekleidet. Trotzdem fühlen Sie sich müde und fad, und Sie wissen, daß Sie langweilig wirken und keine Vitalität ausstrahlen. Dabei sind Sie auf dem Weg zu einer wichtigen Verabredung, zum Photographen, zu einem Vorstellungsgespräch, einem Interview oder einer Party. Sie möchten einen guten Eindruck machen. Sie sitzen schon im Auto, oder Sie warten am Fahrstuhl oder im Empfangszimmer. Sie möchten sich gerne selbst aufmuntern. Versuchen Sie es mit dieser Anwendung. Sie werden den Unterschied spüren, und die anderen werden ihn sehen.

1. Regen Sie Ihre innere Energie an, indem Sie gründlich ausatmen und dann lange und tief einatmen. Atmen Sie durch den Mund ein, und stellen Sie sich vor, daß Sie den Duft Ihrer Lieblingsblume tief in sich aufnehmen. Ziehen Sie diesen Atemzug ganz tief in sich hinein. Genießen Sie ein paar Sekunden den Wohlgeruch dieses Atemzugs, bevor Sie langsam wieder ausatmen.

2. Atmen Sie dreimal bequem ein und aus, und bewegen Sie dabei die Bauchdecke gezielt auf und ab.

3. Atmen Sie noch einmal den Duft ganz tief ein, und wiederholen Sie Punkt 1.

4. Wiederholen Sie die Punkte 2 und 3 zweimal.

5. Ihr Gesicht fängt an warm zu werden, und die innere Energie pocht hinter Nase und Augen. Lassen Sie das Pochen das ganze Gesicht überfluten, den Gaumen, die Zungenspitze und die Lippen. Sie spüren, wie Ihnen ein Lächeln in sämtlichen Poren sitzt. Ihr Gesicht strahlt.

6. Atmen Sie noch einmal tief ein. Atmen Sie aus, und verströmen Sie die Luft nach allen Seiten.

7. Sie strahlen im Sitzen, Stehen und Gehen Größe und Selbstsicherheit aus. Halten Sie die Energie so lange wie möglich in Ihrem Gesicht und in den Augen. Sie sehen wunderbar aus!

ANWENDUNG 10

Hilfe gegen Schlaflosigkeit

Richtiges Atmen ist das beste Heilmittel gegen Schlaflosigkeit. Versuchen Sie es zunächst mit Anwendung 1, »Wie man die Entspannung fördern kann«. Wenn Sie das nicht einschlafen läßt, dann fangen Sie Ihre wandernden Gedanken ein, indem Sie sich auf die Bauchatmung konzentrieren.

Wieviel Schlaf ein Mensch braucht, ist sehr unterschiedlich. *Chi Yi* wird Sie nicht dazu bringen, auf natürliche Art und Weise länger zu schlafen, als Ihr normales Schlafbedürfnis ist.

1. Atmen Sie tief, um den Solarplexus anzuregen (den Bereich des unteren Bauchs) und dort das pochende Empfinden hervorzurufen. (Versuchen Sie es mit dem »›Hüpfenden Kieselstein««.)

2. Sollten Sie noch eine zusätzliche Anregung für das pulsierende Empfinden brauchen, dann pumpen Sie mit dem Bauch zehn- bis fünfzehnmal kräftig ein und aus, der Bauch senkt sich beim Ausatmen und hebt sich beim Einatmen.

3. Wenn Sie das Pochen verspüren, dann konzentrieren Sie sich darauf.

4. In dem Maße, wie das Pochen stärker wird, dominiert es über alle anderen Empfindungen. Lenken Sie das Pochen in die Oberschenkel oder die Zehen. Stellen Sie sich das Pochen als schwebende Blasen vor, aber lassen Sie sie nicht zerplatzen! Zerplatzende Blasen haben eine anregende Wirkung. Spüren Sie, wie der Atem allmählich immer ruhiger und langsamer geht, gerade so, als ob er langsam verebben würde. Lassen Sie es zu, daß der Atem verebbt, dies hat eine sehr beruhigende Wirkung.

5. Wenn Schmerzen oder Beschwerden Sie nicht einschlafen lassen, dann dehnen Sie das Pochen aus dem Solarplexus in den betroffenen Bereich aus, und beruhigen und erleichtern Sie die Schmerzen.

6. Beobachten Sie das Pochen ständig weiter, und zählen Sie es in wiederholten Viererfolgen. Bevor Sie es richtig merken, sind Sie auch schon eingeschlafen.

ANWENDUNG 11

Erleichterung bei Blähungen

Die Ursache für Blähungen sind meistens ein überfüllter Magen oder nervöse Spannungen. Diese Anwendung läßt die Energiewellen aus dem Solarplexus die Beschwerden lindern.

<u>Wichtig</u>: Vergewissern Sie sich zuvor, daß Ihre Beschwerden nicht etwa Symptome einer ernsthaften Erkrankung – wie Blinddarmentzündung, Nahrungsmittelvergiftung o.ä. – sind, die die sofortige Behandlung durch einen Arzt verlangt.

1. Regen Sie das Pochen der inneren Energie durch die *Chi Yi*-Atmung an.

2. Richten Sie Ihr geistiges Auge auf die Beschwerden im Magen. Konzentrieren Sie sich ein paar Sekunden darauf, bis das Klopfen dort beginnt.

3. Zählen Sie das Pochen mindestens fünfzig- bis hundertmal.

4. Wenn Ihre Hände warm sind, können Sie sie auch auf die Stelle legen, wo Sie die Beschwerden verspüren; die Wärme wird das Pochen unterstützen und intensivieren. Sie werden spüren, wie es in Ihrem Bauch rumort, und Sie müssen aufstoßen und Gase lassen. Es wird Ihnen viel besser gehen.

ANWENDUNG 12

Erleichterung bei verstopften Nasengängen und Nebenhöhlen

Machen Sie bei den ersten Anzeichen von Beschwerden folgendes:

1. Konzentrieren Sie sich nach dem Niesen oder Naseputzen auf ein Pochen im ganzen Gesicht und der Nase.

Anmerkung: Man kann die Übung, auch ohne zu niesen, beginnen. Konzentrieren Sie Ihr geistiges Auge auf die entzündete Stelle. Putzen Sie sich dann die Nase.

2. Nehmen Sie den Rhythmus des Pochens auf, und beobachten Sie ihn.

3. Unterstützen Sie gleichzeitig das Pochen der inneren Energie mit der *Chi Yi*-Atmung.

4. Zählen Sie das Pochen mindestens fünfzig- bis hundertmal. Sie sollten nun spüren, wie sich die Verstopfung löst.

ANWENDUNG 13

Erleichterung bei Verdauungsstörungen

Machen Sie bei den ersten Anzeichen von Beschwerden folgendes:

1. Regen Sie das Pochen der inneren Energie durch die *Chi Yi*-Atmung an.

2. Zählen Sie das Pochen im unteren Bauch mindestens zehn- bis dreißigmal.

3. Konzentrieren Sie Ihren Geist auf die Stellen in Ihrem Bauch, Magen und Rachen, die Ihnen am meisten zu schaffen machen, und aktivieren Sie das Pochen in diesen Bereichen.

4. Beobachten Sie das Pochen so lange, bis Sie eine Erleichterung verspüren.

5. Atmen Sie tief, und entspannen Sie sich. Diese Anwendung kann beliebig oft wiederholt werden.

ANWENDUNG 14

Verbesserung von Sprache und Gesang (Vokalbildung)

Jeder verschiedene Vokalklang wird durch eine subtile Veränderung der Ausatmung gebildet. Es ist wichtig, sich die Verbindung zwischen dieser komplizierten Regulierung der Ausatmung und dem inneren Energiefluß klarzumachen. Bis zu einem gewissen Grad werden die Regulierungen durch einen natürlichen Reflex, ohne jede bewußte Anstrengung, bedingt. Wenn diese Töne jedoch mit einer selektiv wirkenden Energie koordiniert werden, kann man jeden Ton viel wirkungsvoller bilden. Zum einen kann man damit eine beschädigte Stimme reparieren und zum andern eine ganz gewöhnliche Stimme erheblich verbessern.
Um eine Note auf dem Klavier zu spielen, braucht man einen Finger. Es ist weder notwendig noch sinnvoll, alle fünf Finger auf einmal zu benützen, um eine einzige Note zu spielen. Aus dem gleichen Grund sollten Sie die innere Energie angemessen und geschickt einsetzen, um die Vokalbildung eines gewünschten

Klanges zu erhalten und um Schwerfälligkeit, vergebliches Bemühen oder sogar Verletzungen zu vermeiden.

Die Abbildungen 79 bis 83 zeigen die Stellen, an denen sich die konzentrierte innere Energie befindet, die für die Bildung der verschiedenen Vokale, die allgemein im Englischen und anderen europäischen Sprachen verwendet werden, zuständig ist. Die Abbildungen dienen der Orientierung, die Ihnen helfen soll, die richtigen Stellen für den gelenkten Energiefluß zu finden.

Mit Hilfe der folgenden Anwendung werden Sie die Vokalbildung erheblich verbessern können. Wir beginnen mit dem Vokal »ah« (wie in »Vater«); visualisieren Sie sich dazu das Bild von Abbildung 87, und stellen Sie sich vor, daß Ihr Rumpf ein großes, hohles Faß ist. (Beachten Sie, daß die Abbildungen 91 und 93 die Körperrückseite zeigen.)

1. Atmen Sie tief in den Boden des Fasses entsprechend den *Chi Yi*-Prinzipien.

2. Öffnen Sie den Mund weit, als Vorbereitung für einen »*Hah*«-Laut. Achten Sie darauf, daß die Kiefer nicht nur vorne, sondern bis zu den Gelenken weit geöffnet sind, so daß die oberen und die unteren Backenzähne in gleichmäßigem Abstand und nahezu parallel stehen.

3. Atmen Sie mit einem »*Hah*«-Laut aus, so als würden Sie die Luft in einem leeren Faß widerhallen lassen. Stellen Sie sich gleichzeitig den schraffierten Bereich in Abbildung 87 als Luftlöcher vor, die vorne in das Faß geschnitten sind. Stellen Sie sich vor, daß die Luft durch diese Ausschnitte austritt, während Sie mit einem langen, anhaltenden, gehauchten, geflüsterten »*Hah*« ausatmen. Wiederholen Sie dies mehrere Male.

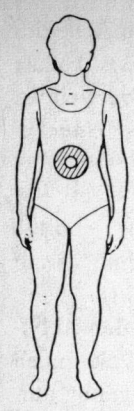

Abb. 87

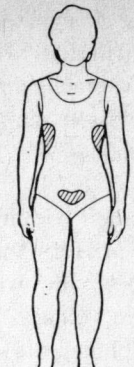

Abb. 88

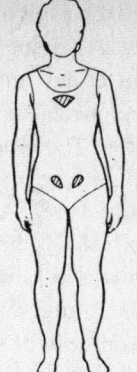

Abb. 89

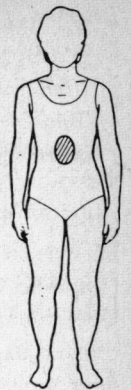

Abb. 90

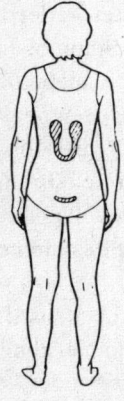

Abb. 91

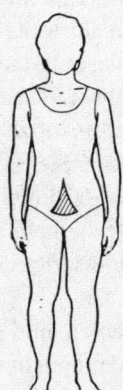

Abb. 92

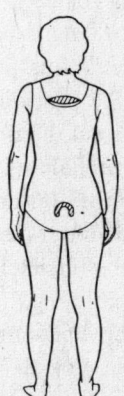

Abb. 93

187

4. Wiederholen Sie die Stufen 1 bis 3, aber setzen Sie anstelle des gehauchten, ausgehaltenen, geflüsterten »*Hah*« das vokale »*hah*«, wie man es im normalen Sprachgebrauch verwendet. (Sänger können vielleicht statt dessen ein legato »*Hah*« in einer angenehmen Tonhöhe singen.)

(Abb. 87: hah wie in Vater; Abb. 88: heh wie in Wetter; Abb. 89: hih wie in Liebe; Abb. 90: hoh wie in Hof; Abb. 91: huh wie in Hut; Abb. 92: höh wie in Löwe; Abb. 93: hüh wie in Tür).
Üben Sie die Stufen 3 und 4 mit allen Vokalen, die in den Abbildungen 87 bis 93 dargestellt sind. Nehmen Sie einen Vokal nach dem anderen, und achten Sie darauf, den Mund weit genug aufzumachen. Bestimmte Vokale werden Ihnen beim Sprechen oder Singen mehr Schwierigkeiten bereiten als andere. Diese problematischen Vokale verursachen Ihnen ein unangenehmes, kratzendes Gefühl. Wenn man das nicht weiter beachtet, verletzt die tägliche falsche Aussprache dieser Vokale die Stimmbänder. Verwenden Sie auf diese problematischen Töne mehr Zeit, und achten Sie auf die richtige Atemstütze und die geeigneten Mund- und Zungenhaltungen. Lassen Sie sich durch die Abbildungen an die Konzentrationspunkte der inneren Energie führen. Verbessern Sie dadurch den Sitz der Vokale und der Vokalbildung, und bauen Sie allmählich die Schwierigkeiten mit bestimmten Vokalen ab.
Sie werden Fortschritte machen und in der Lage sein, die verschiedenen Vokale in allen möglichen Folgen zu kombinieren, und dadurch mehr Kontrolle und Vielseitigkeit bei der Verteilung der inneren Energie erreichen. Versuchen Sie z. B. mit einem Atemzug *hah-heh-hah-heh-hah* zu sprechen. Trainieren Sie Ihr geistiges Auge, die Energie an den in den Abbildungen 87 und 88 angegebenen Stellen zu visualisieren, während Sie die Laute bilden, und wechseln Sie mit den verschiedenen Lauten auch die Körperpunkte ab. Genauso können Sie auch *hah-heh-hih-hoh-*

huh-höh-hüh oder jede beliebige Reihenfolge, die Ihnen guttut, versuchen. Wenn Sie z. B. Schwierigkeiten haben, das Wort »hindurch« auszusprechen oder zu singen, dann üben Sie *hih-huh-hih-huh-hih-huh* so lange, bis diese Vokalreihe geglättet ist.

Wenn Sie einen Vokal besonders üben, isolieren Sie damit auch einen bestimmten Bereich Ihres Rumpfes und entwickeln und stärken diesen.

Die Vokale sind das Rückgrat beim Singen und Sprechen; wenn diese erst einmal fest aufgebaut sind, dann haben die Konsonanten es leicht, an die richtige Stelle zu fallen.

Vereinfachte Vokalübung

Die folgende vereinfachte Form der vorhergehenden Vokalübung hilft, isolierte Bereiche des Rumpfes anzuregen, den inneren Energiefluß betont und gezielt zu aktivieren und die inneren Energiewellen und -empfindungen in Gang zu bringen.

1. Atmen Sie tief, und wenden Sie die Prinzipien an, die Sie in diesem Buch gelernt haben. Wiederholen Sie eine oder mehrere der folgenden Autosuggestionen: Augentropfer, Fülle und Leere oder Aufgerolltes Seil.

2. Bereiten Sie Ihren Mund durch Öffnen auf ein leises gehauchtes »*Hah*« vor. Achten Sie darauf, daß Ihre Kiefer bis zu den Gelenken leicht geöffnet sind, damit die oberen und unteren Zahnreihen parallel stehen!

3. Entspannen Sie die Zunge, und legen Sie die Zungenspitze an die unteren Schneidezähne. Atmen Sie sparsam, mit einem anhaltenden »*Hah*«-Laut aus. Stellen Sie sich gleichzeitig die Abbildung 87 vor, bei der der schraffierte Bereich herausge-

schnitten ist. Stellen Sie sich vor, wie die Luft durch diesen Ausschnitt in Ihrem Körper in einem langen, ausgehaltenen, gehauchten, geflüsterten »Hah«-Laut ausströmt. Wenn Sie dies mehrere Male durchführen, werden Sie in dem Teil Ihres Körpers, der dem schraffierten Bereich entspricht, eine leichte Wärme verspüren.

Führen Sie die oben beschriebenen Schritte mit allen in den Abbildungen 87 bis 93 illustrierten Vokalen auf die gleiche geflüsterte, gehauchte und ausgehaltene Art durch. Stellen Sie sich die dem gebildeten Laut zugeordnete Abbildung geistig vor. Achten Sie darauf, daß Sie die Luft durch die schraffierten Bereiche der Abbildungen ventilieren lassen.

Man kann alle Vokale auch hintereinander in einem Atemzug hauchen, wie z.B.: *hah-heh-hih-hoh-huh-höh-hüh* oder *hah-hoh-hah-hoh* oder *hoh-huh-höh-hoh-hüh-huh*.

Den größten Nutzen können Sie aus dieser Übung ziehen, wenn Sie darauf achten, daß Sie jeden Klang mit dem entsprechenden Bild verbinden. Wenn Sie z.B. »Hoh« hauchen und sich dabei vorstellen, wie die Luft durch die entsprechende Stelle in der Mitte Ihres Magens ventiliert, befördert der gehauchte Laut die innere Energie in diesen Bereich und löst dort eventuelle Magenbeschwerden. Ein gehauchtes »Höh« ist nicht nur für einen bestimmten Bereich, wie ihn Abbildung 92 bezeichnet, von Nutzen, sondern es wird auch helfen, die nachfolgenden Einatmungen fest in der Körpermitte zu verankern.

Nachwort

Nachdem Sie jetzt die Übungen, Anwendungsmöglichkeiten von *Chi Yi* und Autosuggestionen, die in diesem Buch beschrieben wurden, abgeschlossen haben, verfügen Sie über ein festes, wirkungsvolles Atemsystem, das alle Ihre Aktivitäten unterstützen wird. Sie sind damit auf dem besten Weg, das eigentliche Ziel von *Chi Yi* zu erlangen, nämlich den größtmöglichen Nutzen aus jedem Atemzug zu ziehen. Erinnern Sie sich immer daran, wenn Sie damit fortfahren, die Prinzipien der tiefen Atmung in Ihren Alltag aufzunehmen, daß desto mehr Energie angesammelt wird und zur Verfügung steht, je mehr Sie in den Solarplexus atmen. Wenn Sie das Sonnengeflecht regelmäßig und häufig mit der Tiefenatmung anregen, wird die gebündelte Energie, die Sie dadurch entwickeln, sowohl Ihre geistige Klarheit als auch Ihr Auftreten verbessern.

Denken Sie daran: Je intensiver Sie *Chi Yi* praktizieren, desto erfahrener werden Sie darin, und desto natürlicher werden Ihnen die Techniken erscheinen. Motivation, Konzentration und Durchhaltevermögen werden sich auszahlen; wenn Ihnen *Chi Yi* zur Gewohnheit wird, werden Sie Lebenskraft, Anmut, Ausstrahlung und Wohlbefinden dazugewinnen.

Alle Übungen in diesem Buch sind sehr sorgfältig für die verschiedenen Belange ausgewählt. Nachdem Sie nun diese Übungen gemeistert haben, können Sie sich Ihr eigenes Programm ausarbeiten, indem Sie die Übungen, die Ihnen besonders wohltun, in verschiedener Reihenfolge wiederholen. Wenn Ihnen eine bestimmte Autosuggestion bei der *Chi Yi*-Atmung besonders hilfreich ist, sollten Sie sie so oft verwenden, bis sich ihre Wirkung abschwächt, und sie dann durch eine andere ersetzen – oder es fällt Ihnen selbst eine ein.

Bleiben Sie im Umgang mit den Übungen beweglich, experimentieren Sie behutsam, und passen Sie das Gelernte Ihren individuellen Bedürfnissen an. Machen Sie ein oder zwei Übungen, bevor Sie sich Ihrem Lieblingssport widmen, auch dann, wenn Sie das Gefühl haben, Sie bräuchten einen Energieschub. Sie brauchen täglich nur ein paar Minuten zu investieren, aber die Wirkung auf Ihr ganzes Wesen wird erstaunlich sein.

Es ist mir ein tiefes Anliegen, daß Sie nicht nur während der Praxis der *Chi Yi*-Übungen Ihre Freude daran haben, sondern ich hoffe sehr, daß Sie auch den körperlichen und geistigen Nutzen genießen werden.